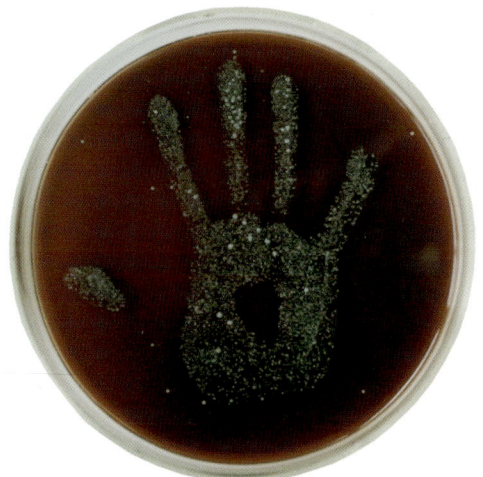
手洗い前

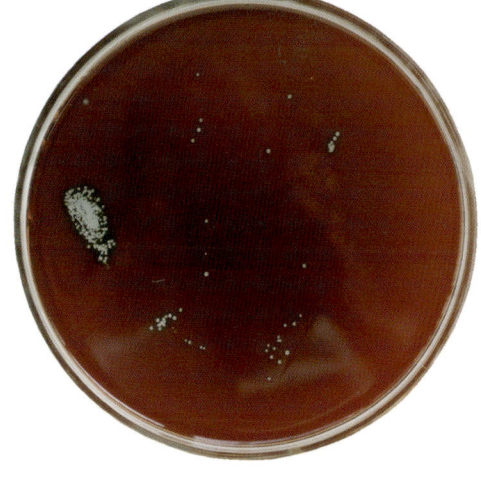
手洗い後

口絵1　手指の細菌検査（血液寒天平板を使用）

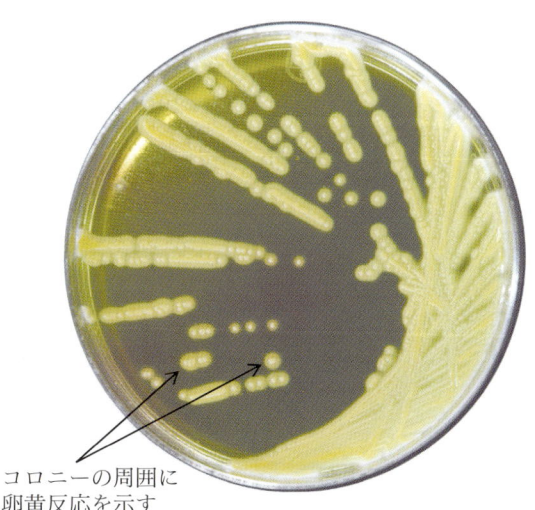

コロニーの周囲に
卵黄反応を示す

口絵2　3％卵黄加マンニット食塩培地上の
　　　　黄色ブドウ球菌

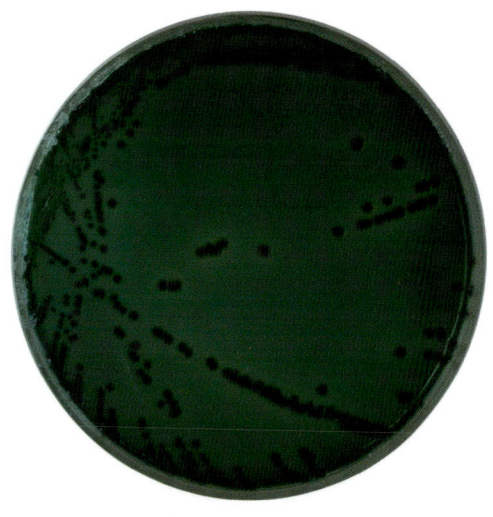

口絵3　TCBS培地上の腸炎ビブリオ

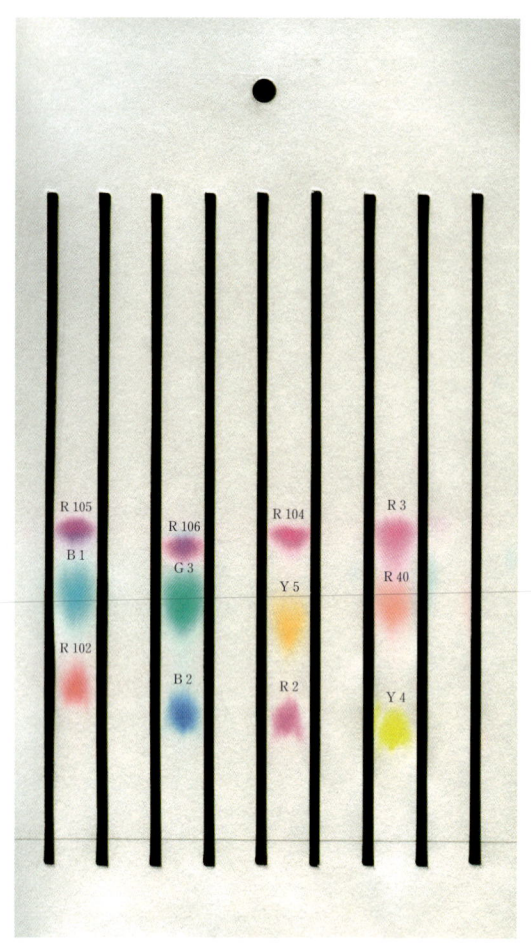

食用標準色素(12種類)のペーパークロマトグラム
展開溶媒(アセトン：イソペンチルアルコール：水＝6：5：5)

食用標準色素、R 3，R 104，R 105，R 106 の
ペーパークロマトグラム
展開溶媒(水：エタノール：5％アンモニア＝3：1：4)

口絵 4　食用色素のペーパークロマトグラム

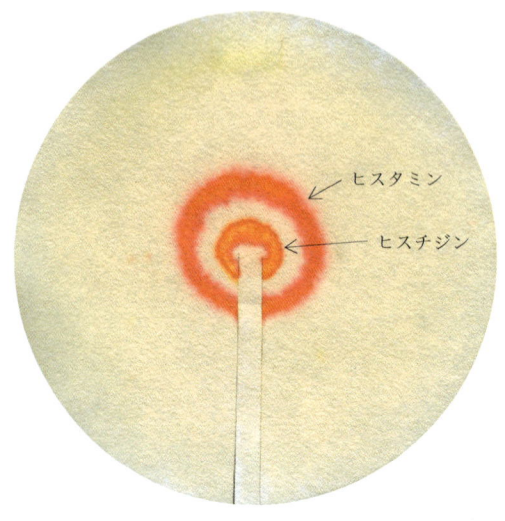

口絵 5　ヒスチジンとヒスタミンの円形クロマトグラム
展開溶媒(10％ NH_4OH：n-ブタノール＝1：1)

新版
明解 食品衛生学実験

加納碩雄
加納堯子
共著

三共出版

序

　科学のどの分野でもいえることですが，長い時間かかって現代科学までの道程を歩み続けられたのは，「身近な些細な出来事にも関心をもち，好奇心を募らせ，疑いの目を抱きながら，考え続けた多くの先輩達がいたからだ」と，幼い頃に聞きました。

　リンゴの樹からリンゴが落ちるのを見て，地球の万有引力を発見したニュートン，またオランダのワイン商人，レーベンフックは，毀れたワイン瓶の底から覗き見た世界に好奇心を抱き，世界ではじめて拡大鏡を作り，その拡大鏡は顕微鏡発明への道を開きました。

　最近，物事に好奇心を募らせ執着して，「何故，どうしてかな」と問い，考える若者が少なくなったと聞きます。教育現場での指導態度にもその一因があると思いますが，食品の化学実験でも，物質間の相互反応を考えず，反応結果にも疑問を抱かず，高度な自動分析機器操作の技術習得にのみ努力する学生達が目立つようになりました。

　食品科学実験は，公衆衛生面の一端を担う食品微生物，食品化学，環境衛生など，日常生活の中での衛生面を問い考えていくものです。本書では，高度な分析機器を使用せず，実験を通して学生諸君の好奇心，実験意欲と理解力を誘導するような実験方法を採用しました。まず，基礎的な実験手技の修得をすすめ，物質相互間の反応や実験原理を述べ，化学分野では試料処理，分離精製などの操作を解説し，さらに操作への注意事項も書き添えました。

　なお，本書は，1989年，故 遠藤英美，故 西垣　進氏らによって出版された，『明解　食品衛生学実験』の主旨に基づいて書いた改訂版であります。学生諸君に話しかけるように，平易な言葉遣いを心掛けました。

　本書を活用して実験を行い，習得した知識のもとに，科学分野への一層の好奇心が高まることを期待しています。

　最後になりましたが，本書の出版に，企画から多大なお力添えと助言をいただいた三共出版の秀島功氏に深謝致します。また，執筆中に御協力いただいた武蔵野栄養専門学校実験室の浅香清美氏，田村沙織氏に感謝致します。

　2006年　新春

著者一同

初版まえがき

　本書は，食物科学を専攻する学生を対象とし，広い分野にわたる食品衛生に関する知識を実験をしながら体得できるよう編纂された「食品衛生学実験」書である。

　我国は，公衆衛生面で世界第一級の文明国家でありながら，近年，食中毒は大型化の傾向をたどり，学校給食や給食センターシステムを通し，中毒患者が数百名から一万名という大規模な細菌性中毒の発生が止まない現状である。一方，食品添加物の全面表示時代に際し，食品中化学物質に対しても正しい知識の習得が必要である。

　このような背景から細菌試験では生菌数，大腸菌群，ブドウ球菌を主体に，また，学生実験として数少ない試料からの検索には適していないが，食中毒細菌として欠かすことの出来ない腸炎ビブリオ，サルモネラの試験法についても記載し，細菌学的手法を知るための資料とした。

　本書の特徴として，細菌検索法の原理と嫌気性菌以外の細菌試験の基本的手法を網羅してあるので，将来，栄養士として食品提供施設における自主管理試験を行なうときの座右の書として役立ち，さらに，法令の各種基準値以外に，地方自治体の行政指導基準や調査結果も数多く表示し利用者の便をはかってある。

　一方，食品化学試験には近年，高価な微量分析装置が用いられているが，本書では実験時間的にも学生実験に適した簡便な方法を，日本薬学会協定衛生試験法を準用しながら採用し，食品添加物の実態を理解でき，また，化学性中毒防止のための衛生管理に役立つ，タンパク食品や油脂の変敗の簡易手法を記載した。さらに，食中毒防止の目的で出された各種衛生規範に基づき，調理施設の衛生環境確保のためや台所用品の安全性評価に関する試験を併せて記載し，幅広く食品衛生の知識を習得できるようにした。

　これら実験項目は，15週以内で実験できるように配慮したつもりであるが，限定された期間内ですべて実施できない場合は，それぞれの課程に従って必要と思われる項目に重点をおいて活用していただきたい。

　本書を活用して実験を行ううちに，講義で習得した知識を一層高め，この分野における教育の成果をあげられれば幸いである。

1989年　早春

著者一同

目　次

実験の基礎知識
1. 単位の記載方法 …………………………………………………………… 1
2. 濃度の記載方法 …………………………………………………………… 2
3. pH ………………………………………………………………………… 3

I　食品の微生物学的試験
1. 衛生微生物学入門 ………………………………………………………… 8
    - 1-1　微生物の分類 ……………………………………………………… 8
    - 1-2　病原微生物と非病原微生物 ……………………………………… 8
    - 1-3　微生物の種類 ……………………………………………………… 8
    - 1-4　細菌の性状 ………………………………………………………… 10
        - 1-4-1　形と大きさ ………………………………………………… 10
        - 1-4-2　細菌の構造 ………………………………………………… 12
    - 1-5　細菌の観察 ………………………………………………………… 14
        - 1-5-1　グラム染色 ………………………………………………… 14
        - 1-5-2　グラム染色の方法(Huckerの変法) ……………………… 15
        - 1-5-3　市販のグラム染色液を用いる方法(西岡の方法) ……… 17
    - 1-6　細菌の増殖 ………………………………………………………… 17
        - 1-6-1　増殖曲線 …………………………………………………… 17
        - 1-6-2　増殖環境 …………………………………………………… 19
    - 1-7　滅菌と消毒 ………………………………………………………… 20
        - 1-7-1　滅菌法 ……………………………………………………… 20
        - 1-7-2　消毒法 ……………………………………………………… 22
    - 1-8　消毒薬 ……………………………………………………………… 22
    - 1-9　汚染指標細菌 ……………………………………………………… 23
        - 1-9-1　生菌数 ……………………………………………………… 24
        - 1-9-2　大腸菌群 …………………………………………………… 24

   1-9-3　糞便系大腸菌群および大腸菌 ··············· 25

2　細 菌 試 験 ·· 26
 2-1　細菌実験に際し準備するもの ······················ 26
 2-2　生菌数の測定 ·· 27
 2-3　大腸菌群の検査 ······································· 31
  2-3-1　大腸菌群数の測定 ······························· 31
   （1）平板法 ··· 31
   （2）液体培地法 ······································· 32
   （3）糞便系大腸菌群および大腸菌数の測定（MPN法） ······· 33
 2-4　芽胞菌数の測定と加熱実験 ························· 36
 2-5　黄色ブドウ球菌検査 ·································· 38
  2-5-1　黄色ブドウ球菌食中毒 ·························· 39
  2-5-2　黄色ブドウ球菌検査（拭き取り検査） ········ 40
 2-6　腸炎ビブリオ ·· 41
 2-7　サルモネラ属菌 ······································· 44
 2-8　市販食品の細菌検査 ·································· 46

Ⅱ　食品の理化学的試験

3　食品添加物試験 ·· 54
 3-1　食用着色料（タール色素）の定性 ················· 54
 3-2　漂白剤　二酸化硫黄(SO_2)の試験 ················ 59
  3-2-1　定 性 試 験 ······································· 59
  3-2-2　定 量 試 験 ······································· 61
 3-3　発色剤　亜硝酸根(NO_2)の定量 ·················· 63
 3-4　保存料の試験法 ······································· 67
  3-4-1　薄層クロマトグラフィーによる定性試験 ····· 69
  3-4-2　チオバルビツール酸法によるソルビン酸の定性試験 ······· 72
  3-4-3　チオバルビツール酸法によるソルビン酸の定量試験 ······· 73
 3-5　殺菌料　過酸化水素(H_2O_2)の試験法 ··········· 76
 3-6　甘味料の試験法 ······································· 78
  3-6-1　アスパルテームの定性試験 ···················· 78
  3-6-2　サッカリンナトリウムの定性試験 ············ 80

4　変物質の測定 ·· 84
 4-1　魚肉の化学的鮮度判定法 ···························· 84

  4-1-1 揮発性塩基窒素の定量 …………………………………84

  4-1-2 K値による鮮度判定法 …………………………………88

 4-2 ヒスタミンの定性試験 …………………………………………93

 4-3 油脂の変質試験 …………………………………………………96

  4-3-1 油脂の酸価の測定 ………………………………………97

  4-3-2 油脂の過酸化物価の測定 ………………………………99

5 水分活性 ……………………………………………………………102

Ⅲ 台所器具類および環境の衛生学的試験

6 台所用品の衛生試験 ……………………………………………108

 6-1 食器の汚染度試験 ……………………………………………108

  6-1-1 デンプンの残留試験 …………………………………108

  6-1-2 油脂性残留物の試験 …………………………………109

  6-1-3 タンパク性残留物の試験 ……………………………109

 6-2 台所用洗剤試験 ………………………………………………110

 6-3 ホルムアルデヒドの検査 ……………………………………113

7 飲料水の水質検査 ………………………………………………116

8 調理場の環境衛生試験 …………………………………………124

 8-1 調理場内の温熱条件 …………………………………………124

  8-1-1 気　　温 ………………………………………………124

  8-1-2 湿　　度 ………………………………………………125

  8-1-3 気　　動 ………………………………………………126

  8-1-4 気温・湿度の測定法 …………………………………127

  8-1-5 気動の測定法 …………………………………………128

  8-1-6 不 快 指 数 ……………………………………………130

 8-2 空中落下細菌検査 ……………………………………………130

付　　表 ………………………………………………………………………133

参考図書 ………………………………………………………………………135

付録（ワンポイントチェック問題） …………………………………………136

索　　引 ………………………………………………………………………143

実験の基礎知識

はじめに

　食の安全性の確保は，まず食を構成する化学物質やそれをとりまく微生物への関心と興味，さらに疑問を抱くことからはじまります。その興味，関心を深めるには，食の安全性についての基礎知識を持ち，疑問の解決には，実験を修得することなどが必要であろうと思います。しかし，最近の微生物実験や化学実験には，高度な技術を必要とする専門性が要求され，高価な機器操作の修得も必要になってきています。実験は，技術修得を怠ると危険であるばかりか，検査結果の信頼性も失われてしまいます。

　まずは，化学物質，微生物に対する基礎学習とともに実験に対する基礎知識を理解して，安全で確実な実験手技を修得して下さい。加えて真剣に実験に取り組む姿勢も整えてください。

　基本的知識を理解し技術を修得してもらうために，この項を設けました。

1．単位の記載方法

　実験条件や，実験結果などは，数値を用いて表現するのが一般的です。この数値に付加する単位や記号などは，食品衛生検査指針に以下のように記載されていますので，本書でもそれに準じて表記しました。

表1　単位および記号

メートル	m	センチメートル	cm
ミリメートル	mm	マイクロメートル	μm
ナノメートル	nm	平方センチメートル	cm^2
リットル	L	ミリリットル	ml
マイクロリットル	μl	キログラム	kg
グラム	g	ミリグラム	mg
マイクログラム	μg	ナノグラム	ng
モル毎リットル	mol/l	ミリモル毎リットル	mmol/l
キロヘルツ	kHz	パスカル	Pa
キロパスカル	kPa		

2．濃度の記載方法

① 百分率：％（percentage）

per は「〜に対して」，cent は「100」の意です。百分率には，以下のような3種類の表現方法があります。

ⅰ）容量パーセント：溶液の容量(ml)に対する溶質の容量との比を百分率であらわしたもので，v/v％と表示します。主として溶質が液体の場合に用いられます。V：Volume

ⅱ）重量パーセント：溶液の重さ(g)に対する溶質の重さとの比を百分率（％）で表したもので，w/w％と表示します。W：Weight

ⅲ）重量対容量パーセント：溶質の重さ(g)に対する溶液の容量(ml)との比を百分率で表したもので，w/v％と表示します。固体の溶質が液体に溶けている場合に用いる濃度で，溶液100 ml中に何グラムの溶質が溶けているかを示す数値です。溶質と溶液の関係は，

百分率（％）＝（溶質量／溶液量）× 100

② 百万分率：ppm（parts per million）

parts は「部分」，million は「100万」の意で，百万分の1を表します。ですから，ごく薄い溶液の濃度を示すときに用いられます。溶質と溶液との関係は，

百万分率（ppm）＝（溶質量／溶液量）× 1,000,000

すなわち，1％は百分の1ですから，1％＝10,000 ppm ということになり，水溶液1 L中に1 mgの溶質が溶けている場合，その濃度は1 ppm です。

③ モル濃度（mol/l）：溶液1 L中に溶けている溶質量を，そのモル数で表した濃度で mol/l と書きます。水酸化ナトリウム NaOH の場合，1モルは40 gですから，水酸化ナトリウム40 gを水に溶かして1 Lとすると，1 mol/l NaOH液と表記されます。

④ 希釈倍数（倍）：植物に散布する殺虫剤や消毒薬などの希釈によく用いられる濃度表現です。薬剤が何倍に希釈されているかを示す数を「希釈倍数」といい，100倍希釈液や500倍希釈液などと表現されています。

希釈倍数で示された濃度は，数が大きければ大きいほど，希薄な溶液であることに注意しなければなりません。

100倍希釈は，希釈する溶液（原液）を1採って希釈液を用いて全量を100にすれば100倍希釈液となります。また，（5→100）と記載されていれば，原液を5採って希釈液で全量100にすることを示し，作った希釈液は20倍希釈液になります。

また，原液33％過酸化水素液から，濃度10％の過酸化水素液を作るときは，33％過酸化水素液を10 ml採り，これに水を加えて全量を33 mlと

すれば，10％過酸化水素水が出来ます。

3．pH

　水素イオン濃度を直接，モル濃度で示すと，極めて小さな値になり難解になります。それで，普通は水素イオン濃度[H^+]を，常用対数に負の符号をつけた水素イオン指数（pH）で表します。

$$pH = -\log[H^+]$$

となります。

　pHは，溶液の酸性，アルカリ性の程度を示し，細菌増殖に大きな影響を与えるのみならず，化学反応の進行の重要因子にもなるので，実験の際にはpHに注意を払わなければなりません。

　水1Lは1,000g，水の分子量は18（1molの水は18g）なので水1Lは約56molです。純水の場合，常温ではH_2O分子が約$5.6×10^8$個に1個の割合で電離しているので，純水1L中の水素イオンH^+と水酸イオンOH^-は，次に示すようにそれぞれ10^{-7}molずつ存在することになります。

$$[H^+] = [OH^-] = 10^{-7} \text{mol/l}$$

したがって，水素イオンと水酸イオンの数を掛け合わせたもの（Kw：水素イオン積）は，

$$K\text{w} = [H^+] \times [OH^-] = 10^{-14} (\text{mol/l})^2$$

となります。この関係はあらゆる水溶液に成立します。

① pHの測定

　実験室ではpHの測定は日常的に行なわれており，測定方法にはpHメーターを用いる方法と，pH指示薬を用いる方法とがあります。

ⅰ）pHメーター：2種類の電極を持ったセンサーを被検液に浸して両電極間に生じた電位差を電圧計で測定し，その大きさからpHを測定するものです。これは，正確なpHが測定できますが，センサーの心臓部といえるセンサー先端を破損してしまうことが多く，学生実験には不向きでした。最近，携帯型でセンサー先端が壊れにくいものが市販されるようになりました。

　pHメーターを正しく使用するには，次の注意事項を守る必要があります。

a．電極は心臓部ですから，丁寧に扱うことは無論のこと，常に汚れを除去しておくことが必要です。

b．pH測定の前に標準液を用いてpHメーターを調整しなければなりません。

　標準液には，pH 4，pH 7，pH 9の3種類があります。酸性溶液のpHを測る場合，まず，pH 7の標準液を用いてpHメーターの数字を

pH 7 に合せます。引き続き，pH 4 の標準液で同様に pH 4 に合せ，この操作を繰り返します。次に，アルカリ性溶液の場合，pH 7 の標準液と pH 9 の標準液を用いて，酸性溶液の場合と同様の操作を行い，pH メーターを調整します。

c．pH メーターのセンサーは，使用の前後に蒸留水で洗浄します。

d．センサーは常に蒸留水に浸しておくか，付属のキャップをかぶせておきます。

ii）pH 指示薬：溶液の pH の変化に伴ない色調を変化させる物質で，この変化が非常に狭い pH 域で起こる試薬です。pH と色調を表したサンプルが市販されており，これには液体をアンプルに封入したものと，ろ紙に染み込ませたものがあります。

pH 指示薬の一部について，種類，略号，変色域を下表に掲げました。

表 2　pH 指示薬と変色域

指示薬名	略号	変色域
メチルバイオレット	MV	黄 0.1 〜 3.2 紫
オルソクレゾールレッド	OCR	赤 0.2 〜 1.8 黄
チモールブルー	TB	赤 1.2 〜 2.8 黄
ブロムフェノールブルー	BPB	黄 3.0 〜 4.6 青
メチルオレンジ	MO	淡赤 3.0 〜 4.4 橙黄
テトラブロムフェノールブルー	TBPB	黄 3.0 〜 4.6 青
ブロムクレゾールグリーン	BCG	黄 3.8 〜 5.4 緑
メチルレッド	MR	赤 4.2 〜 6.3 黄
クロルフェノールレッド	CPR	黄 4.8 〜 6.4 赤
ブロムクレゾールパープル	BCP	黄 5.2 〜 6.8 紫
ブロムチモールブルー	BTB	黄 6.0 〜 7.6 青
フェノールレッド	PR	黄 6.8 〜 8.4 赤
ニュートラルレッド	NR	赤 6.8 〜 8.0 黄橙
クレゾールレッド	CR	黄 7.2 〜 8.8 赤
チモールブルー	TB	黄 8.0 〜 9.6 青
フェノールフタレン	PP	無 8.3 〜 10.0 赤
チモールフタレン	TP	無 9.3 〜 10.5 青
アリザリンイエロー R	AYR	黄 10.0 〜 12.0 紫

② 緩衝液

弱電解質の溶液とそれと共通のイオンをもつ塩を含む溶液で，これに酸

またはアルカリ液を少量加えても水素イオン H^+ の濃度はほとんど変化しません。したがって pH も変化しません。このような作用を緩衝作用といい，緩衝作用を持つ水溶液を緩衝液といいます。

緩衝液は，pH が変化しない状態で実験を進めたい場合などに使用します。

Clark-Lubs の緩衝液の例を次に掲げます。

a．0.2 mol/l KCl 50 ml に 0.2 mol/l HCl を加え，水で全量を 200 ml としたときの HCl 量(ml) と pH の関係は

HCl	pH	HCl	pH
97.0	1.0	16.6	1.8
64.5	1.2	10.6	2.0
41.5	1.4	6.7	2.2
26.3	1.6		

b．0.2 mol/l フタル酸水素カリウム【溶液 1 L 中に 40.836 g のフタル酸水素カリウム $C_5H_4(COOH)(COOK)$ を含む】50 ml に 0.2 mol/l HCl を加え，水で全量を 200 ml としたときの HCl 量(ml) と pH の関係は

HCl	pH	HCl	pH
46.70	2.2	14.70	3.2
39.60	2.4	9.90	3.4
32.95	2.6	5.97	3.6
26.42	2.8	2.63	3.8
20.32	3.0		

c．0.2 mol/l フタル酸水素カリウム溶液 50 ml に 0.2 mol/l NaOH を加え，水で全量を 200 ml としたときの NaOH 量(ml) と pH の関係は

NaOH	pH	NaOH	pH
0.40	4.0	29.95	5.2
3.70	4.2	35.45	5.4
7.50	4.4	39.85	5.6
12.50	4.6	43.00	5.8
17.70	4.8	45.45	6.0
23.85	5.0		

d．0.2 mol/l KH_2PO_4 溶液【溶液 1 L 中に 27.232 g の KH_2PO_4 を含む】50 ml に 0.2 mol/l NaOH を加え，全量を 200 ml としたときの NaOH 量と pH の関係は

NaOH	pH	NaOH	pH
5.70	6.0	35.00	7.2
8.60	6.2	39.50	7.4
12.60	6.4	42.80	7.6
17.80	6.6	45.20	7.8
23.45	6.8	46.80	8.0
29.63	7.0		

e．0.2 mol/l ホウ酸溶液【溶液 1 L 中に 12.405 g の H_3BO_3 と 14.912 g の KCl を含む】50 ml に 0.2 mol/l NaOH を加え，全量を 200 ml としたときの NaOH 量と pH の関係は

NaOH	pH	NaOH	pH
2.61	7.8	21.30	9.0
3.97	8.0	26.70	9.2
5.90	8.2	32.00	9.4
8.50	8.4	36.85	9.6
12.00	8.6	40.80	9.8
16.30	8.8	43.90	10.0

食品の微生物学的試験

1　衛生微生物学入門

1-1　微生物の分類

　生物は，動物，植物，微生物に大別することができます。この微生物とは，微細な大きさの生物ということで，その大きさを大きい順に並べると原虫，真菌，細菌，リケッチア，クラミジア，ウイルスになります。この中で一番小さいウイルスの大きさはnm（ナノメートル）[*1]で表します。

　生物はまた，真核生物（eukaryote）と原核生物（prokaryote）とに分けることもできます。真核生物は，核膜をもち有糸分裂を行いますが，原核生物は，核膜をもたず，増殖は細胞2分裂で行います。原虫と真菌は真核生物に含まれ，細菌，リケッチア，クラミジアは原核生物に含まれます。

*1　n（ナノ）は，単位に付加する接頭語として用いられ，付加した単位の十億分の1のことで，10^{-9}と表します。
　nm：1mの10^{-9}

1-2　病原微生物と非病原微生物

　微生物を衛生の面から考えると病原微生物と非病原微生物に分けることができます。病原微生物には，赤痢菌，コレラ菌，黄色ブドウ球菌などの病原細菌やインフルエンザウイルス，SARSウイルス[*2]，HIV[*3]などの病原ウイルスが含まれています。一方，非病原微生物には，味噌，醤油，かつお節などの製造に欠かせない真菌（カビ），清酒，ぶどう酒，パンなどの製造に使われる酵母，さらにはヨーグルト，納豆，漬物を作るのに必要な細菌などが含まれます。

*2　Severe Acute Respiratory Syndrome

*3　human immuno deficiency virus
　ヒト免疫不全ウイルス

1-3　微生物の種類

| 原虫
Protozoa | 病原微生物としての原虫には，マラリア原虫，トリコモナス原虫，赤痢アメーバなどがあり，形・大きさはいろいろです。 |

| 真菌
Fungi | いわゆるカビや酵母と呼ばれているものですが，白癬菌（ミズムシ，シラクモ，タムシ）やカンジダなどのような |

病原真菌（医真菌ともいう），およびビール酵母，パン酵母，ぶどう酒酵母などのように発酵食品の製造に欠かせない非病原真菌などがあります。

| 細　菌 |
| Bacteria |

細菌類は，病原性を持つ病原細菌（黄色ブドウ球菌，病原大腸菌，コレラ菌，赤痢菌など）と，非病原細菌（納豆菌，乳酸菌など）に分類されます。病原微生物（病原細菌など）は病原体ともいい，発酵や抗生物質製造などに必要な非病原細菌は，特に有用細菌とよぶこともあります。細菌の増殖は，細胞2分裂の繰り返しによって細菌数を増していき，細菌同士が付着した状態での分裂方向，分裂回数，あるいは分裂後の運動などの違いによって特徴ある空間配列が形作られます。また，細菌は球菌，桿菌，らせん菌の3種類に大別されます。球菌は球形また球状に近い形をしており，桿菌は細長い棒状を，らせん菌は細い糸状でらせん形をしています。

| リケッチア |
| Rickettsia |

リケッチアは細菌とは異なり，生きた動物細胞の中だけでしか増殖できません。増殖は，細菌と同じように細胞2分裂によりますが，増殖に必要な物質の一部を，感染した動物細胞から供給してもらわなければなりません。大きさは通常 $0.3 \sim 0.6~\mu m$ *1 で細菌より小さく細菌ろ過器を通過してしまいます。一般に，ノミ，ダニなどの節足動物の体内に共存していて，病原性リケッチアとしては，発疹チフスリケッチア，発疹熱リケッチア，ツツガムシ病リケッチアなどが知られています。

*1　μ（マイクロ）は，単位に付加する接頭語として用いられ，この場合は，付加した単位の百万分の1を示し，10^{-6} と表します。
　μm：1 m の 10^{-6}

| クラミジア |
| Chlamydia |

クラミジアはリケッチアより小さく，$0.2~\mu m$ 内外です。クラミジアもリケッチアと同じく，生きた細胞の中だけで増殖をおこない，増殖は細胞2分裂によります。クラミジアも増殖に必要な物質は，感染した細胞からの供給を受けています。しかし，リッケチアと異なって，自然界では節足動物ではなく，哺乳類や鳥類に広く分布しています。また，リケッチアもクラミジアも細菌と同じように，細胞内にDNA（デオキシリボ核酸）とRNA（リボ核酸）の両方を持ちます。病原性クラミジアとしては，オウム病クラミジア，肺炎クラミジアなどが知られています。

| ウイルス |
| Virus |

ウイルスは微生物の中で最も小さく，大きさは 10～300 nm，細菌細胞の 1/100～1/3 ほどですから，光学顕微鏡では観察不可能です。ウイルスの観察には電子顕微鏡を用

います。また，ウイルスは，クラミジアやリケッチアと同じく生きた細胞の中だけで増殖しますが，遺伝物質としては，DNAかRNAのどちらか一方しか持てません。また，細胞2分裂増殖もしません。DNAを持つウイルスをDNAウイルス（ヘルペスウイルスなど），RNAを持つウイルスをRNAウイルス（インフルエンザウイルスなど）と呼びます。ウイルスはその寄生する生物に従って，動物ウイルス，昆虫ウイルス，植物ウイルス，真菌ウイルス，細菌ウイルスと呼ばれます。

| プリオン Prion | 病原性プリオンは，ウシ海綿状脳症（狂牛病 BSE：bovine spongiform encephalopathy）やヒトのクロイツフェルト・ヤコブ病の原因物質で，大きさは 0.02 μm（20 nm）|

以下，分子量は3万前後です。病原性プリオンには，ウイルスと同じように感染性がありますが，核酸を持たないのでウイルスとは異なり，タンパク質だけで構成されている異常タンパク粒子です。

また，病原物質のプリオンは感染後，次々と脳内に蓄積して神経細胞の変性・脱落を引き起こし，脳内細胞を海綿状にして死に至らせることが知られています。

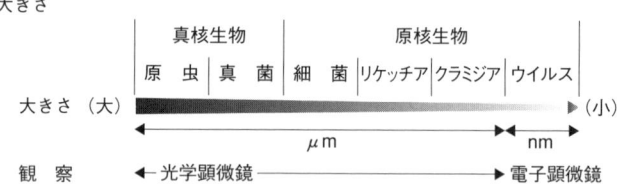

性　状	原虫	真菌	細菌	リケッチア	クラミジア	ウイルス
核　膜	＋	＋	－	－	－	－
ミトコンドリア	＋	＋	－	－	－	－
リボゾーム	＋	＋	＋	＋	＋	－
DNAとRNAをもつ	＋	＋	＋	＋	＋	－
DNA，RNAのどちらか1つをもつ	－	－	－	－	－	＋
2分裂増殖	＋	＋	＋	＋	＋	－
細胞外の増殖	＋	＋	＋	－	－	－

図 1-1　微生物の大きさと性状

1-4　細菌の性状

1-4-1　形と大きさ

| 細菌の形 | 細菌は種によって形が非常に異なっていますが，その形状を大別すると，球形（球菌），棒状形（桿菌），らせん形 |

（らせん菌）の3つに区分されます。

| 球　菌 Coccus |

　　球あるいはそれに近い形をしていて，分裂の方向と分裂後の付着性の違いによりさまざまな空間配列を示します。この配列によって

① 1個の細胞だけで存在している単球菌
② 2個ずつ対になった双球菌(a)
③ 4個が平面上に正方形状の塊になっている4連球菌(b)
④ 4連球菌が積み重なって立方体状の塊になっている8連球菌(c)
⑤ 長く鎖状に連なったレンサ球菌(d)
⑥ 分裂が不規則に起こりブドウの房状に集合しているブドウ球菌(e)

などに分けられます。

| 桿　菌 Bacillus |

　　棒状や俵状の形をした細菌ですが，長径と短径がほぼ等しく球形に見える桿菌(f)もあります。さらに，桿菌には芽胞を形成する芽胞菌と形成しない無芽胞菌があります。

形は
① 両端が丸くなっているもの(g)
② 両端が角ばっているもの(h)

配列の仕方は
① 連鎖状のもの(i)
② 柵状あるいはV，W字状のものなどの特徴が見られる桿菌もあります。

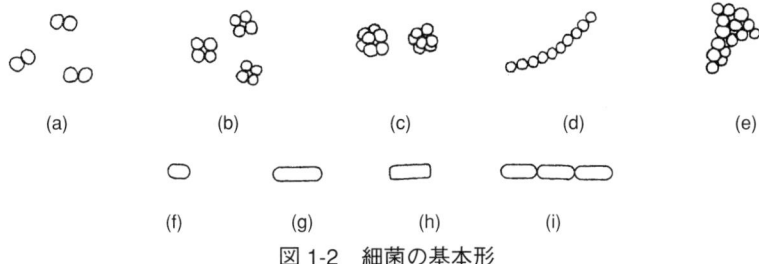

図1-2　細菌の基本形

| らせん菌 Spiral |

　　長軸に沿って数回から十数回，回転してらせん状になった細長い菌で，代表的なものにスピロヘーターがあります。

| 細菌の大きさ |

　　細菌の大きさを表す単位には普通 μm（マイクロメートル）が用いられます。球菌の大きさは直径で，桿菌の大きさは短径と長径で表現します。細菌の大きさは菌種によって異なりますが，ほとんどの細菌は最長寸法が $1 \sim 10\ \mu$m の範囲にあります。

1-4-2 細菌の構造

　細菌は小さな単細胞生物ですが，その内部構造は複雑なものです。その微細構造の模型を描くと図のようになります。細菌細胞は原核細胞（prokaryotic cell）といわれ，高等動植物，原虫，真菌などの真核細胞とは異なって，核膜，核小体，ミトコンドリア，小胞体を持ちません。

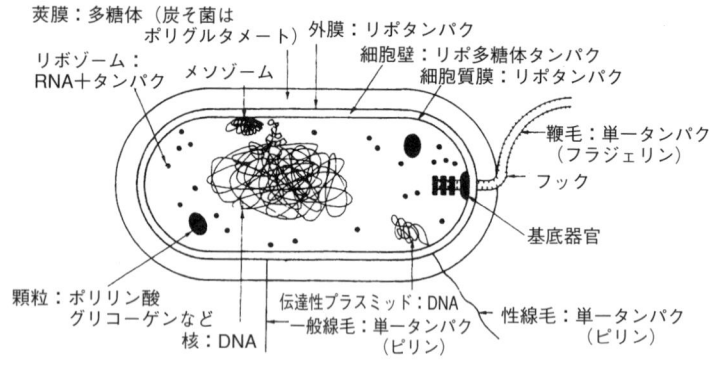

図1-3　細菌の構造模型

（横田健　原図）

　ほとんどの細菌は，外側を堅い細胞壁という膜で覆われています。その内部には薄い細胞膜（cytoplasmic membrane）に包まれた細胞質（cytoplasm）があります。細胞質には生存，増殖などに必須な核やリボソームなどが含まれています。

　これらは，すべての細菌に共通して存在していますが，細菌の種類によっては，細胞壁の外側に莢膜（capsule）をもつもの，運動性に関連した鞭毛（flagella），また，菌体の周囲に細い線毛（fimbriae）をもつもの，また，生育環境によって芽胞（spore）を形成するものがあります。

細胞壁 Cell wall　　細菌のもっとも外側にあって，細菌の形を一定に保つために役立つ強固な膜を細胞壁といいます。グラム陽性菌とグラム陰性菌の細胞壁の成分および構造は異なりますが，共通に存在する主成分は，ペプチドグルカンです。このペプチドグルカンは，何本もの多糖体とペプチド鎖が連結して格子状になっているものです。

　グラム陽性菌の細胞壁は，ペプチドグルカン，タイコ酸および多糖体から構成されています。

　グラム陰性菌の細胞壁は，薄い層のペプチドグルカン層から構成されていますが，細胞壁の外側にさらに外膜と呼ばれる細胞膜が存在していて，かなり複雑な構造をしています。

| 細胞膜 Cell membrane | 細胞膜は，細胞壁の内側にあって，脂質の二重層からなり，細胞質を包んでいます。|

| 細胞質 Plasma | 細胞膜の内部の細胞質には，核やリボソームなどが含まれています。核は，繊維状の塊として認められ，遺伝子であるDNAが含まれています。しかし，遺伝子を含む核膜 |

はありません。リボソームは，タンパク質とRNAが結合したもので，タンパク質合成に重要なはたらきをしています。

| 莢膜 Capsule | 細胞壁の外側を包む膜ですが，外膜とは異なった膜で莢膜といわれ，多糖類で構成されています。肺炎球菌や肺炎桿菌，炭そ菌などは，この莢膜を持っています。|

| 鞭毛 Flagellum | 鞭毛は運動器官で，たんぱく質からできています。運動性のある桿菌の多くは，菌体の周囲に鞭毛を持っています。鞭毛は平面的には波状に見えますが全体ではコイル状をし |

て，鞭毛を回転させながら移動していきます。鞭毛の長さは，菌体の長さをはるかに超えるものが多く，鞭毛の数も1本から数百本とさまざまで，鞭毛の位置も

① 菌体の一端だけにあるもの（単毛性）
② 両端にあるもの（両毛性）
③ 周囲全体にあるもの（周毛性）

などいろいろです。また鞭毛の数や位置は菌種によって一定しています。鞭毛はタンパク質なので抗原となります。これはH抗原といわれています。

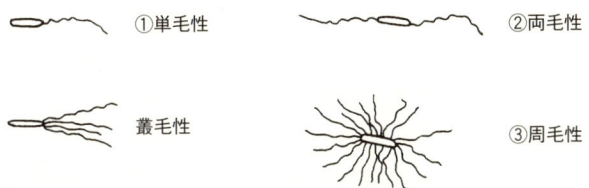

図1-4　鞭毛の数と位置

| 線毛 Cilium | 線毛は鞭毛に比べて細く，菌体周囲に多数存在しています。しかし，線毛は運動性には関係ありませんが，細菌が組織表面に付着，感染するために必要なので，定着因子と |

もよばれています。また，線毛の中には性線毛（sex pili）と呼ばれている線毛もあって，細菌同士で遺伝子を互いに受け渡す場合に利用されています。

芽胞 Spore　ウエルシュ菌，ボツリヌス菌および枯草菌などは，発育環境が変化（低温化や栄養源の減少など）すると，発育環境に抵抗性を示す芽胞を菌体内につくり生命の維持をはかります。芽胞の内部は，菌全体が極端に圧縮された状態になり，水分含有量は30％程度で，乾燥，熱，消毒薬などに対する抵抗性が非常に強くなっています。芽胞が示す熱抵抗性は衛生上きわめて重要で，完全に殺菌するためには121℃，15分間以上の加熱が必要です。

芽胞状態のままでは増殖することはできませんが，生育環境が生存に適した状態になると，水分を吸収して増殖を開始します。また，熱や摩擦などの人為的なショックを芽胞に与えると，発育に適した環境であれば，増殖を開始する場合もあります。

芽胞を形成した状態の菌を耐久型あるいは休眠型と呼び，芽胞を形成していない増殖可能な通常の菌を栄養型と呼びます。(P.37 写真 2-1 参照)

1-5　細菌の観察

1-5-1　グラム染色

細菌は非常に小さく，肉眼では見ることができません。そこで，光学顕微鏡を用いて観察しますが，細菌の存在を明確にするために細菌を染色して，その形や大きさなどを鏡検します。

細菌を染色する方法には，単染色，グラム染色，抗酸性染色，鞭毛染色，芽胞染色などの方法があります。細菌の染色方法でもっとも重要な方法はグラム染色です。グラム染色法は，クリスチャン・グラム（Christian Gram）によって考案されたので，この名前が付けられています。

グラム染色法は，スライドガラスに細菌を塗抹した後，乾燥，固定して塩基性アニリン色素で染色，軽く水洗した後，ルゴール液（ヨウ素溶液）で処理します。

これをアルコール液に浸して脱色し水洗して，サフラニン水溶液で再度染色するものです。このようにして細菌を染色すると，塩基性アニリン色素で染まる細菌と染まらない細菌の2種類に分類することができます。

塩基性アニリン色素（クリスタルバイオレットなど）に染まるものをグラム陽性菌，染まらないものをグラム陰性菌と呼びます。大腸菌はグ

ラム陰性菌，ブドウ球菌や納豆菌はグラム陽性菌なので，大腸菌は紅色に，ブドウ球菌や納豆菌は青紫色に染まります。

グラム陽性菌は，細胞壁成分とクリスタルバイオレットが結合し，「結合したクリスタルバイオレットは，ヨウ素処理によりアルコールに不溶性の化合物を作ります。したがって，グラム陽性菌はアルコールで脱色されず」に青紫色に染まります。

一方，グラム陰性菌は，前記のように細胞壁の外側に外膜をもっています。「この外膜がヨウ素の透過を妨げますので，細胞壁と結合したクリスタルバイオレットからは，アルコール不溶性のヨード化合物が出来ません。このため，クリスタルバイオレットはアルコールに溶け出して，脱色されてしまう」と考えられています。ですからグラム染色による染色性の差異は，細胞壁の最外側に外膜があるかないかによって決まることになります。

外膜の有無は種々の化学物質（消毒薬や抗生物質など）に対する透過性の良否にも関係するので，グラム陽性菌と陰性菌とではその生物学的性質が大きく異なります。

1-5-2　グラム染色の方法(Huckerの変法)

試　薬
① 前染色液：クリスタルバイオレット10 gを100 mlの純エタノールに溶かして原液とします。原液と1％シュウ酸アンモニウム水溶液とを1：4の割合で混合します。これを前染色液とします。
② 媒染液（ルゴール液）：精製水300 mlに2 gのヨウ化カリウムを溶かし，これに1 gのヨウ素を溶かして媒染液とします。
③ 脱色液：95％エタノールをガラス容器に入れておきます。
④ 後染色液：サフラニン0.25 gを精製水100 mlに溶かします。

操作方法
① 塗　抹：清浄なスライドガラスの上の3カ所に内径3〜5 mmの○印をつけて，○印の中に精製水1白金耳を載せ，この精製水の中に白金線を用いて，微量の細菌を均等に浮遊，塗抹します。3カ所のうちの中央には検体を，両側には対照のグラム陽性菌とグラム陰性菌を塗抹します。
② 乾　燥：検体を塗抹したスライドガラスを自然乾燥します。
③ 火炎固定：塗抹・乾燥したスライドガラスを，バーナーの火炎中に3回，ゆっくり通してスライドガラスに細菌を固定します。

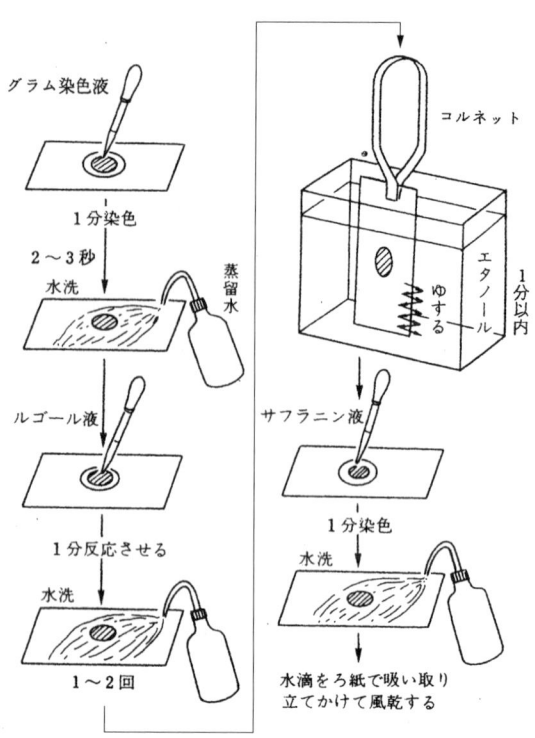

図1-5　塗抹・固定法

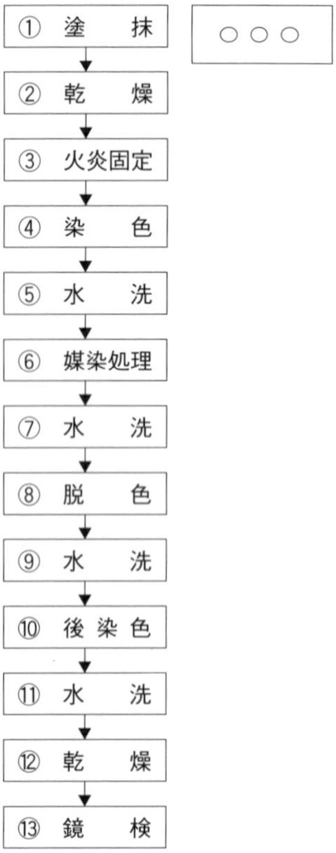

① 塗　　抹
② 乾　　燥
③ 火炎固定
④ 染　　色
⑤ 水　　洗
⑥ 媒染処理
⑦ 水　　洗
⑧ 脱　　色
⑨ 水　　洗
⑩ 後染色
⑪ 水　　洗
⑫ 乾　　燥
⑬ 鏡　　検

図1-6　グラム染色法

④ 前染色：細菌を固定したスライドガラスにクリスタルバイオレット液を満載して，1分間染色します。

⑤ 水　洗：染色済みのスライドガラスの塗抹面に，直接水をかけないようにして，穏やかに水洗します。

⑥ 媒染処理：余分な水を除いた後，スライドガラスの塗抹面にルゴール液を載せ，1分間放置します。

⑦ 水　洗：⑤と同様に水洗します。

⑧ 脱　色：⑦で水洗したスライドガラスを，95％エタノール中でクリスタルバイオレットが溶け出さなくなるまで振り洗いします。

⑨ 水　洗：⑤と同様に水洗します。

⑩ 後染色：サフラニン液をスライドガラスに載せ，約2分間染色します。

⑪ 水　洗：⑤と同様に水洗します。

⑫ 乾　燥：スライドガラスの水分をろ紙で吸い取り，自然乾燥します。

⑬ 鏡　検：グラム陽性菌は青紫色に，グラム陰性菌は紅く染まります。

光学顕微鏡を用い，1,000倍の倍率で観察します。鏡検はガラスと屈折率が等しいイマージョンオイルを用いる油浸法で行います。

1-5-3　市販のグラム染色液を用いる方法（西岡の方法）

試　薬
① 前染色液：ビクトリアブルー 0.2 g を純エタノール 20 ml に完全に溶解したものと，シュウ酸アンモニウム 0.8 g を 80 ml の蒸留水に溶解したものを，混和します。
② 媒染脱色液：ピクリン酸 2 g を純エタノール 100 ml に溶解します。
③ 後染色液：サフラニン 0.25 g を精製水 100 ml に溶解します。

染色操作法
① 塗抹，火炎固定は Hucker の変法と同一方法で行います。
② 前染色：細菌を固定したスライドガラスに前染色液を満載して，1分間染色します。
③ 水　洗：水で穏やかに前染色液をしっかりと洗い流します。
④ 媒染・脱色：水をよく切った後，媒染脱色液中でビクトリアブルーが溶け出さなくなるまで振り洗いします。
⑤ 水　洗：水で静かにしっかりと洗います。
⑥ 後染色：後染色液をスライドガラスに満載して，2分間染色します。
⑦ 水洗・乾燥・鏡検：水で十分に洗い，乾燥した後，鏡検します。

1-6　細菌の増殖

1-6-1　増殖曲線

　細菌を寒天平板（培養液に寒天を加えてシャーレに流し固めたもの）上で一定時間培養すると，1個の細菌が分裂を繰り返して増殖し，ついには肉眼で見えるほどの集落（分裂細菌の集まり，コロニーという）を形成します。細菌は，1個の細胞が2個の細胞に分裂することにより増殖しますので，この分裂が10回繰り返されると，1個の細菌は約1,000個（正確には1,024個）にまで増えることになります。この分裂が20回繰り返されたとしたら細菌の数は，約百万（10^6）個となり，30回分裂したら約10億（10^9）個という膨大な数字になります。

　細菌を寒天平板上で培養すると，1個の細菌それぞれが $10^7 \sim 10^9$ に増殖し，平板上に直径 2 mm 程度の大きさのコロニーを形成します。また，対数増殖期に1個の細胞から2個の細胞に分裂する時間（世代時間）は，細菌の種類によって異なりますが，大腸菌は約20分，酵母は60分前後，

結核菌などは6時間ともいわれています。ですから1個の大腸菌は，約10時間培養しますと，計算上は約10億個に増えることになります。

細菌類は，必要な栄養，都合のよい温度やpHなどにめぐりあうと，よく増殖します。試験管やフラスコなどの容器に入った液体培地に少数の細菌を摂取し，培養したときの培養時間と生菌数の関係を調べると次のようになります。この関係をグラフに示したものが増殖曲線で，増殖曲線は，①誘導期，②対数増殖期，③定常期，④衰退期の4つの時期に分けることができます。

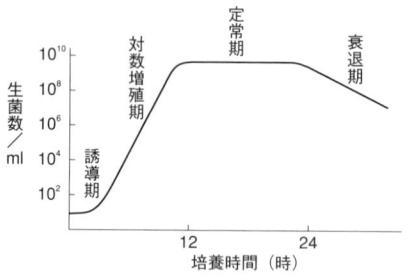

図1-7 細菌の増殖曲線

誘導期 Lag phase　新しい培地に細菌を接種すると，しばらくの間は全く増殖しません。この時期を誘導期といい，細菌が新しい生活環境に適応した増殖条件を整えている時期です。

対数増殖期 Log phase　細菌が新しい生活環境に適応すると，細菌は一定の時間間隔で2分裂を繰り返し，急激に細菌数が増加する時期がやってきます。この時期を対数増殖期といいます。

この時期の生菌数と時間との関係は，生菌数を対数目盛で縦軸に，時間を普通目盛で横軸にとって，グラフを描くと直線になります。対数増殖期に菌数が2倍になる時間を世代時間（generation time）といいます。

定常期 Stationary phase　対数増殖期を過ぎて，生菌数が一定になっている時期を定常期といいます。この時期は，培地中で増殖した細菌に必要な栄養分の欠乏が見られ，細菌が産生する老廃物も蓄積するので細菌の増殖速度が低下していきます。さらに一部の細菌は死んでいきます。その結果，生菌数が一定のまま保たれるのです。

衰退期 Declining phase　定常期が過ぎるとやがて細菌数は減少してきます。これは死滅菌数の方が増殖菌数より多くなるからです。この時期を衰退期といいます。

1-6-2 増殖環境

水分　細菌の発育には，水が必ず必要です。細菌の重量の 75〜85％は水分で占められています。栄養分は水に溶け込んで取り込まれますし，老廃物の排出にも必要です。また，細菌の増殖と水の関係は，水分含量ではなく水分活性（Aw：water activity）で表します。

　水分活性とは，食品中の微生物が増殖に際して利用できる水分の割合を示す指数のことです。食品中に存在する水分は，一部が食品成分の食塩や砂糖など水に溶ける物質を溶かすのに使われますが，一部の水分は食品成分と結合したり，吸着あるいは遊離の状態で食品中に存在しています。

　食品に砂糖や食塩を加えると，砂糖や食塩を溶解するために食品中の遊離の水分が使われます。そのために微生物が利用できる水分が減少します。これが微生物の発育や増殖に影響します。微生物の増殖可能な最低水分活性は，一般の細菌では Aw 0.90，好塩細菌では 0.75 程度，酵母 0.88，カビ 0.80 程度です（水分活性測定法は 7 章を参照）。

温度　細菌の発育，増殖は温度によって大きな影響を受けます。多くの細菌の発育温度は 15〜45℃ですが，病原細菌の最も適した温度（至適温度）は，ヒトの体温に近い 37℃前後です。また，細菌は至適温度によって，低温菌，中温菌，高温菌に分けられます。

　一般に，微生物は高温に弱く，低温に強く，病原細菌の大部分は，60〜70℃で死滅します。しかし，O-157（腸管出血性大腸菌）は 72〜75℃にならないと短時間では死滅しません。また，細菌の芽胞はこれらの温度では死滅しません。

	至適温度(℃)	発育温度域(℃)	例
高温細菌	50〜60	25〜80	温泉細菌，土壌細菌の一部
中温細菌	37〜38	15〜45	病原細菌の大部分
低温細菌	10〜20	0〜25	水中細菌，発光菌など

細菌の発育における温度の影響

細菌名	至適温度(℃)	発育温度域(℃)
ブドウ球菌	35〜37	7〜46
レンサ球菌	35〜37	20〜40
エルシニア	37	4〜42
大腸菌	37	10〜49
コレラ菌	37	16〜37

| 酸　素 | 細菌の増殖は酸素の有無によって著しい影響をうけます。**酸素がないと増殖できない細菌を好気性細菌**と呼び，酸素があると増殖できない細菌を**嫌気性細菌**，酸素があってもなくても増殖できる細菌を**通性嫌気性細菌**といいます。食品衛生上重要な細菌（代表的なもの）に，次のようなものがあります。

① 好気性細菌：　黄色ブドウ球菌
② 嫌気性細菌：　ボツリヌス菌，ウエルシュ菌
③ 通性嫌気性細菌：　大腸菌，サルモネラ菌，腸炎ビブリオ菌

| 水素イオン濃度 | 生物の生存，増殖には，一定の水素イオン濃度を必要としています。細菌の生活場所が酸性かアルカリ性か，あるいは中性かということは，細菌の発育，増殖に影響します。多くの場合，細菌の増殖に適したpHは，中性から弱アルカリ性（pH 7.0～7.4程度）です。しかし，乳酸菌のように酸性を好むもの，コレラ菌や腸炎ビブリオのようにアルカリ性を好むものもあります。

1-7　滅菌と消毒

われわれの周囲には無数の微生物が成育しています。これらのなかには，人に対して病原性のあるもの（病原微生物）と，病原性のないもの（非病原微生物）とがあります。病原微生物，非病原微生物を問わずすべての微生物を死滅させることを滅菌（sterilization）といい，非病原微生物の生死には係わりなく，病原微生物のみを殺滅するか，取り除くか，あるいは感染力を失わせる方法を消毒といいます。手術器具や検査の用具あるいは標準寒天培地などは必ず滅菌しなければなりません。一方，医療分野などでの感染防止の目的には消毒（disinfection）を行います。

1-7-1　滅　菌　法

(1)　熱による滅菌

熱には，水分を含んだ湿熱と乾燥した状態の乾熱があります。生物の体を構成している物質は，湿熱の方がよく破壊されます。これは，高温での水の分子の激しい運動と加水分解が加わり，効率よく細胞破壊が進行するからです。そのため水分の力を利用した滅菌法の方が，低い温度で滅菌が達成されるのです。

| 火炎滅菌法 | 実験室内でよく行われる滅菌法に，火炎滅菌法があります。これはハサミやピンセット，試験管の注ぎ口など

をブンゼンバーナーの火で焼く方法です。

| 乾熱滅菌法 | 160℃で1時間，180℃なら30分程度加熱する方法で，耐熱性の金属製品やガラス製品のように，高温に耐えられるようなものの滅菌に用いられます。

| 間歇加熱滅菌法 | この方法は，熱で分解されやすい化合物などの滅菌に用いられます。先ず蒸気釜を用いて100℃，30分間加熱し，そのまま一昼夜放置する操作を3回繰り返します。ですから，この方法による滅菌は3日間かかります。

ほとんどの細菌（栄養細胞）は，100℃，30分の加熱で死滅しますが，芽胞が存在していると耐熱性の芽胞は死滅しません。しかし，芽胞には一度加熱されると発芽して熱に弱い栄養細胞に変わりやすい性質があるので，この性質を利用して，加熱した液を常温で一夜放置して発芽状態にします。そして次の日に同じ温度で再び加熱します。これを3回繰り返すことで完全に滅菌できるのです。

| 高圧蒸気滅菌法 | オートクレーブ（autoclave，高圧蒸気釜）を使用します。まず密閉した容器に水を入れて加熱沸騰させ，容器内の空気を追い出し容器内を飽和水蒸気で満たします。その後，排気口を閉めて水蒸気の圧力を上げ，温度を121℃まで高めます。この時の蒸気圧は2気圧で，このまま15～20分間，加熱滅菌をします。この加圧加熱ですべての微生物（病原微生物，非病原微生物，芽胞のすべて）を完全に滅菌できます。加熱に耐えられないものを除いて，広範囲のものの滅菌に適応します。

(2) その他の滅菌

| ろ過滅菌法 | 加熱により変質するような液体（血清や糖類溶液，ビタミン類など）には，細菌ろ過器を用いたろ過滅菌が行われます。通常，細菌よりも小さな0.45 μm以下の孔をもつフィルター（ろ過膜）を通過させて細菌を除去します。

また，この方法では，ウイルスなどのようにフィルターを通過するような小さな微生物は除去されないので，完全な無菌液体は得られません。しかし，一般的な細菌学的検査や簡易な実験には使用されています。

| ガス滅菌法 | 実験室で使用しているプラスチック製のシャーレなど，加熱によって変形，変質する器具類の滅菌には，エチレンオキサイドガスやホルムアルデヒドなどを用いるガス滅菌法が用いられます。このガスは，細菌，真菌，ウイルスなど全ての微生物の滅菌に有効ですが，人体にも悪影響を及ぼす毒ガスなので，滅菌後，滅菌した器具類からガスを除去して使用します。

| 放射線滅菌法 | 放射線を照射することにより滅菌する方法で，放射線はその作用によって，細胞内の分子を不安定にして不活化し，過酸化物を作って殺菌します。医療機材などにコバルト60（^{60}Co）からのγ線を照射して，滅菌する方法が広く利用されています。

| 紫外線滅菌法 | 紫外線は太陽光にも含まれていますが，滅菌に有効な紫外線の波長は260 nmで，この波長の紫外線は細胞内の核酸を傷害します。しかし，放射線とは異なり透過力が小さいので，紫外線が照射されたところにしか作用しません。また，あまり遠くから照射したのでは効果がありません。殺菌灯は250～260 nmの紫外線を多く発生させるように作られた装置です。

1-7-2 消 毒 法

| 煮沸消毒法 | 調理場などでは，ふきん，まな板などを熱湯に入れて煮る煮沸消毒法が広く用いられています。

| 薬液消毒法 | 調理場などでの手洗いでは，逆性石けん液で手をもみ洗いする方法が行われます。また，外出先で手を拭う場合は，消毒液（エチルアルコールや逆性石けん液）を含ませたウエットティシュで消毒する場合もあります。

1-8 消 毒 薬

調理場などで広く使われる消毒薬（disinfectant）には，次のようなものがあります。

| エタノール（エチルアルコール） | 日本薬局方に定められた消毒用エタノールは，エタノール濃度は76.9～81.4 %です。また，アルコールは，ほかの消毒薬とは反応しないので，種々の消毒薬と混合して用いることができます。アルコール類を用いた殺菌効果は，多

くの細菌類，ウイルスなどに対して，比較的短時間で認められます。この殺菌効果は，微生物のタンパク質を変性したり，酵素活性を阻害することによると考えられています。しかし，蒸発しやすいので，長時間の殺菌作用はむずかしい薬剤です。また，消毒用エタノールは，結核菌を含めた芽胞非産生菌（無芽胞菌）とウイルスに対しては強い殺菌力を示しますが，芽胞と真菌に対しては消毒効果が認められません。エタノール消毒の利点は，使用法がきわめて簡単で短時間で消毒でき，無色，無刺激なので食品を取り扱う手指の消毒に適していることなどです。

逆性石けん液　普通の石けんは，水に溶解すると電離してマイナスに帯電する陰イオン型ですが，逆性石けんは水に溶けるとプラスに帯電する陽イオン型です。すなわち，逆性石けんは普通の石けんとは反対のイオン型を示すので，逆性石けんと呼ばれています。しかし，石けんと名前がついていても逆性石けん液には洗浄力はほとんどありません。反対に石けん液にはない殺菌力があります。逆性石けん液は一般細菌の殺菌には有効なのですが，細菌の芽胞，結核菌，ウイルスなどには効果がありません。なお，逆性石けんを直接食品に接触・混入するような使い方は許可されていません。

クロルヘキシジン　商品名ヒビテンは，クロルヘキシジンをエタノールに溶かし，淡いピンク色に着色した消毒薬です。エタノールの消毒効果も加わったすぐれた消毒剤なので，逆性石けん液とともに，食品取り扱い者の手指の消毒に広く使用されています。また，紙タオルにこの薬剤を浸したウエットティッシュもあります。

その他　ヨウ素製剤がイソジン（ポピドンヨード）の商品名で市販されています。ヨウ素とポリビニルピロリドンを混合したもので，ほとんどの細菌，ウイルスおよび芽胞にも殺菌効果があります。しかし，消毒部位がヨウ素の淡い黄色で着色されるので，手指の消毒には適しません。

　塩素系薬剤の次亜塩素酸ナトリウムやさらし粉（$CaOCl_2$）はプール・浴槽・野菜・排泄物などの消毒に使用されていますが，塩素の刺激臭が強いのが難点です。

1-9　汚染指標細菌

　食品の品質が衛生的に良好であるか否かは，食品衛生上，非常に重要な問題です。食品の衛生的品質をみるためには，化学的な検討と細菌学

的な検討が行われます。細菌学的な検討の一つに，個々の食品について，細菌汚染の有無や付着している病原細菌の種類およびこれらの菌数を検査する方法があります。しかし，日常的に個々の細菌を検査するにはさまざまな制約があり，困難な場合が多いのです。そこで，食品衛生上の観点から食品などを検査するときは，まず，生菌数，大腸菌群数，大腸菌の有無などについての検査をします。そして，このような検査を行うことを，汚染指標細菌を検査するといいます。

1-9-1　生　菌　数

　食品の鮮度がよいか，また食品の取り扱いが衛生的であったか，などを判定する細菌学的な方法の一つとして，検査した食品に，どのくらいの生きている細菌が付着しているかを測定する方法があります。この検査で得られた細菌数を一般生菌数と呼びます。

　一般生菌数は，標準寒天培地を用い，好気的な条件下で，35 ℃，48時間培養したときに，コロニーを形成した細菌の数を表しています。ですから，一般生菌数は食品中に生存していた全ての細菌の数を示すものではありません。例えばウエルシュ菌などの嫌気性菌，微好気性のカンピロバクター，低温細菌，好塩性細菌などが大量に存在していたとしても，これらの細菌は検出されません。

　生菌数が多い食品は，製造，加工，輸送，貯蔵などの工程で，食品の取り扱いが非衛生的であったり，食品の温度管理が不適切であったことなどが考えられます。これらの食品は，下痢，発熱，腹痛などの健康被害や，食中毒などを引き起こす可能性が高い食品として取り扱われます。

1-9-2　大腸菌群

　大腸菌群は，「グラム陰性の無芽胞桿菌で，乳糖を分解して酸とガスを産生する好気性または通性嫌気性の細菌群」と定義されています。大腸菌群の名称は，衛生細菌学の領域で使用される用語であって，細菌分類学上の分類に基づくものではありません。この定義に当てはまるものには，大腸菌（*Escherichia coli*）のみならず，*Citrobacter freundii*，*Klebsiella aerogenes* などの腸内細菌科（*Enterobacteriaceae*）に属する菌種も含まれます。

　大腸菌群に属する細菌は，糞便中だけではなく自然界にも広く分布しています。したがって，加熱していない生の食品から，少量の大腸菌群が検出したとしても衛生学的にはあまり問題となりません。しかし，菌量が多い場合は糞便などの不潔な物質による汚染も考えられるので，清

潔かつ安全な食品ではないと考えることができます。また，大腸菌群の細菌は，熱に弱く60℃の加熱で容易に死滅しますので，加熱済み食品から大腸菌群の細菌が検出された場合，不適当な加熱処理が行われたか，加熱後の二次汚染が考えられるので，その食品は取り扱いの悪い食品と判断されます。

1-9-3　糞便系大腸菌群および大腸菌

大腸菌群の中で「44.5℃で発育して，乳糖を分解しガスを産生する菌群」を，糞便系大腸菌群とよんでいます。糞便系大腸菌群は大腸菌群と比べると，自然界にはあまり生存していませんし，いったん外界に排出されると比較的早く死滅します。しかし，ヒトや動物の糞便中に多数存在しているグループです。

大腸菌（$E.\ coli$）は，ヒトや動物の腸内常在細菌叢を構成する細菌です。したがって，糞便系大腸菌群や大腸菌が食品から検出されたということは，直接または間接に比較的新しい糞便汚染があったこと示しています。ですから，このような食品は，不潔な食品と考えられ糞便汚染の疑いとともに，病原菌が付着している疑いもあると判断されます。

一般に糞便系大腸菌群の検査には，EC培地を用いて，培養温度「44.5±0.2℃で発育して乳糖を分解しガスを産生するか否か」により判定します。さらに，IMViC試験を実施します。糞便系大腸菌群も大腸菌もIMViC試験の結果は，そのパターンが「＋＋－－」または「－＋－－」を示します。IMViC試験とは，インドール産生能(I)，メチルレッド反応(M)，Voges-Proskauer反応(Vi)およびクエン酸利用能(C)の4つの性状を調べるものです。

2　細菌試験

2-1　細菌実験に際し準備するもの

細菌を増殖させて実験するときに、使用する主な器具類には次のようなものがあります。

実験器具

① 試料容器：大型試験管あるいは滅菌済みプラスチック容器
② ピペット：滅菌済み 1 ml, 5 ml, 10 ml を用意します。使い捨て用滅菌済みスポイトを使うこともできます。
③ 直径 9 cm の滅菌済み使い捨て用シャーレ
④ 試験管：中試験管にモルトン栓をつけて使用します。
⑤ ダーラム発酵管：中試験管の中に入れて使います。直径 8 mm, 高さ 2〜3 cm の小さなガラス試験管様のものです。
⑥ 三角フラスコ：内容量 200 ml のもの
⑦ メスシリンダー：内容量 100 ml のもの
⑧ ホモジナイザー：試料液調製用に使います。
⑨ コンラージ棒：ガラス棒で作られたものもありますが、滅菌済みで使い捨て用のプラスチック製（市販品）のものを使用します。
⑩ 白金耳：使い捨て用のプラスチック製のものが市販されています。
⑪ コロニー計算板：一枚の平板上にコロニーが 300 個以上存在するとき、コロニー数を数えるのに使います。
⑫ ストマッカー：採取した試料全体を均一にします。
⑬ 培地

培　地

培地には、細菌の発育増殖に必要な窒素源、炭素源、無機塩類など栄養素が含まれていて、細菌培養試験には必須なものです。現在は、試験目的に適した培地が粉末または顆粒状で市販されており、これらの中か

ら適切なものを選んで使用することができます。

食品衛生学実験で用いる主な培地には，次のようなものがあります。
① 一般生菌数検査用：標準寒天培地
② 大腸菌群検出用：乳糖ブイヨン(LB培地)，BGLB，デソキシコレート寒天培地，EMB寒天培地
③ ブドウ球菌検出用：卵黄加マンニット食塩寒天培地
④ 腸炎ビブリオ検出用：TCBS寒天培地
⑤ サルモネラ菌検出用：DHL寒天培地，SS寒天培地

2-2 生菌数の測定

好気的な条件下で発育した中温性の細菌数を測定する方法で，標準寒天培地を用いて35℃，48時間培養を行い，成育したコロニーの数を計測します。

試薬類

① 標準寒天培地：市販の標準寒天培地(粉末)の所定量を温湯で溶かし，121℃，20分間高圧蒸気滅菌します。
② 希釈水：生理食塩水を試験管に9 mlずつ分注して高圧蒸気滅菌します。生理食塩水とは，濃度0.85％の食塩水です。
③ 滅菌シャーレ：滅菌済みの腰高プラスチックシャーレ（市販品）

操作方法

(1) 混釈培養法
① 1平板に30～300個のコロニーが得られる希釈を考えて，試料原液を10倍希釈[*1]，100倍希釈，1,000倍希釈と，順次希釈水を用いて希釈します（図2-1参照）。
② 滅菌ピペットを用いて，希釈した各10倍希釈菌液の1 mlを2枚の滅菌シャーレにそれぞれ加えます。
③ 45～50℃に保温しておいた標準寒天培地を，約20 mlずつ②のシャーレに注ぎ入れ，ゆっくりシャーレを回転しながら菌液と混合した後，平らな場所において培地を固めます。
④ 寒天が固まったら，その上に標準寒天培地を約5 ml流し入れ，完全に平板の表面を蓋います(重層するといいます)。
⑤ 寒天が固まったら，35℃の孵卵器中で，48時間培養します。
⑥ 生じたコロニー数を数えて，試料原液1 mlあたりの生菌数を算出します。

*1 10倍希釈液の調整法
滅菌済み生理食塩水9 mlに試料液1 mlを加えます。

標準寒天培地（1,000 ml 中）

酵母エキス	2.5 g
ペプトン	5 g
グルコース	1 g
寒天	15 g
pH	6.8〜7.7

試料秤量（10 g）

希釈液 90 ml を加え均質化

試料原液（10倍希釈液）

1 ml

試料の希釈
希釈液 9 ml

$\times 10^2$　$\times 10^3$　$\times 10^4$　$\times 10^5$　$\times 10^6$

1 ml

希釈試料の採取
各 1 ml をシャーレへ

標準寒天の分注
（15〜20 ml）

培地混合

固化後培養
ふ卵器 35±1℃, 24〜48 時間

集落数の測定

生菌数の算出

45〜50℃
湯槽
標準寒天

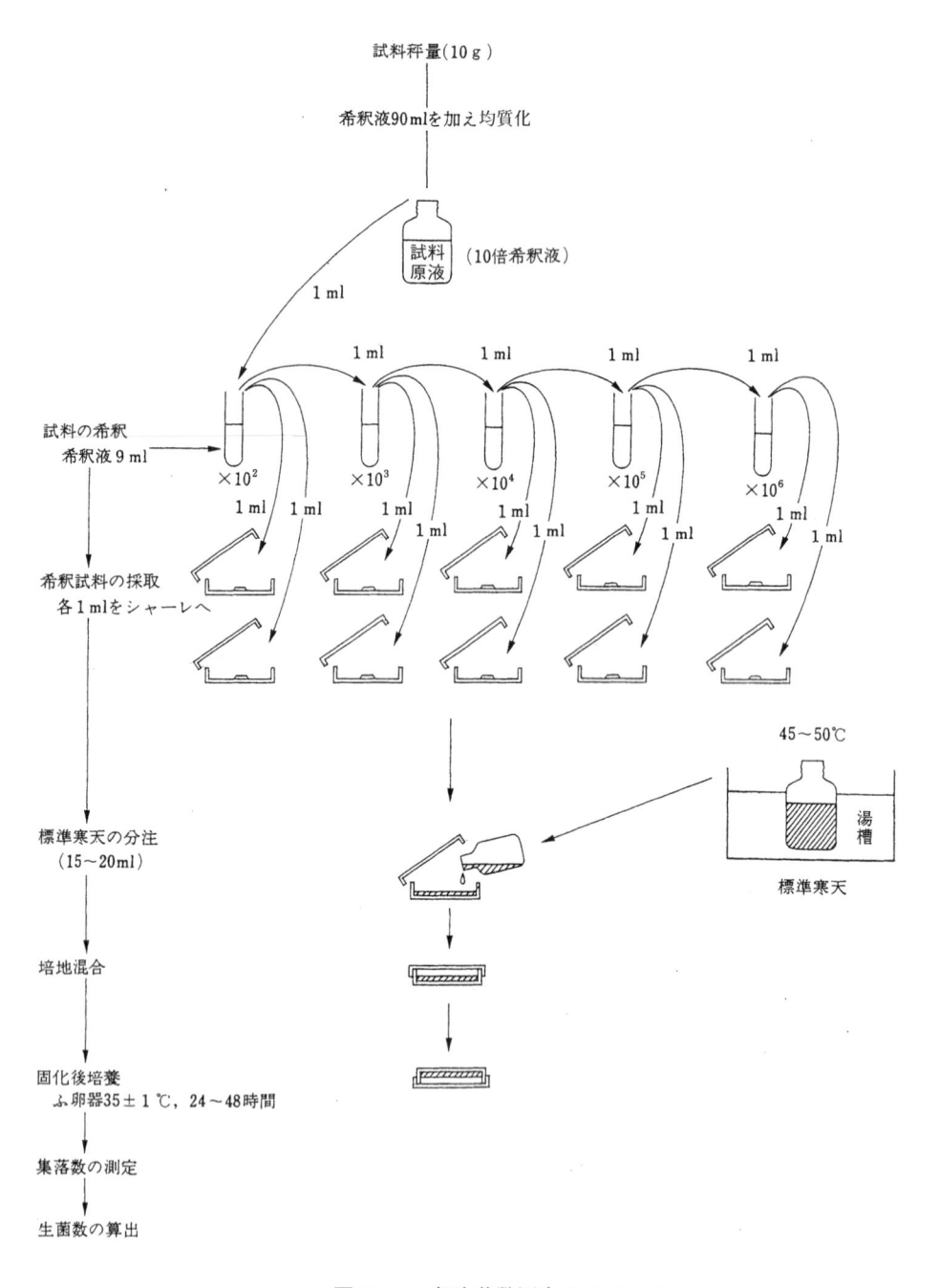

図 2-1　一般生菌数測定のフローチャート

生菌数の算出法

生菌数の算出法は，同一希釈倍数の平板2枚から平均コロニー数を求め，これに希釈倍数を掛けます。さらに得られた数字の上位3桁目を四捨五入して，4桁以降の数字は0に置き換え，食品1g（ml）当たりの生菌数を求めます。しかし，得られるコロニー数には実験誤差も含まれるので，下記に示したような方法に準じて生菌数を求めます。

コロニー数の算定と細菌数の記載方法

1) 全平板にコロニー数が30個以下の場合

最も希釈倍率の低い平板のコロニー数を数えます。菌数の表現は実測したコロニー数ではなく，試料原液の10倍希釈では300以下，100倍希釈では3,000以下，というように記載します。

例1 希釈倍数	1：100	1：1,000	1：10,000	生菌数/g
コロニー数	20	3	0	3,000以下
	18	0	0	

2) 1平板に30～300個のコロニーがある場合

① 希釈した中の1つの希釈段階の希釈平板に，30～300個のコロニーが得られた場合。

コロニー数が30～300の希釈平板を選んで計測します。

例2 希釈倍数	1：100	1：1,000	1：10,000	生菌数/g
コロニー数	TNTC[*1]	<u>180</u>[*2]	12	190,000
	TNTC	<u>205</u>[*2]	18	

*1 TNTC（Too numerous to count）はコロニーが多数であった平板を示します。

*2 アンダーラインを引いた数字は，計測した平板上のコロニー数を示します。

計　算

平均コロニー数は，$(180+205)/2 = 192.5$　となり，生菌数は$190 \times 1,000 = 190,000$ となります。

② 2つの連続希釈した平板に30～300個のコロニーが得られた場合。このときは，以下のa)の場合とb)の場合のいずれかで計算します。

a) 2つの段階の希釈平板で計測した平均コロニー数の比が，2倍以下の場合。2つの希釈段階の希釈平板で得られたコロニー数を算術平均して，平均コロニー数を求めます。

以下に示した例3では，2つの希釈平板（1,000倍希釈と10,000倍希釈の平板）で計算した平均コロニー数の比は1.3倍で2倍以下なので，生菌数は計算の項で示すようになります。

|例3| 希釈倍数　　　1：100　　　1：1,000　　1：10,000　　　生菌数/g

コロニー数　　　TNTC　　　　245　　　　32　　　　　270,000

　　　　　　　　TNTC　　　　230　　　　30

計　算

　1,000倍希釈での平均コロニー数は，(245+230)/2 = 237.5

　10,000倍希釈での平均コロニー数は，(32 + 30)/2 = 31

　10,000倍希釈での31という平均コロニー数は，1,000倍希釈液であれば310という数字に相当します。ですから，この1,000倍希釈と10,000倍希釈の希釈平板で計算した生菌数の比は約1.3となります。生菌数の計算は

　[{(245+230)/2}+{(32+30)/2}×10]/2=273.5　となります。

したがって，

　生菌数は希釈倍数1,000を乗じて，273.5×1000 = 270,000　です。

　　b）2つの段階の希釈平板で計算した平均コロニー数の比が2倍以上の場合。

　2つの希釈平板で得られた平均コロニー数のうち，希釈段階の低い平板のものを平均コロニー数とします。

|例4| 希釈倍数　　　1：100　　　1：1,000　　1：10,000　　　生菌数/g

コロニー数　　　TNTC　　　　145　　　　58　　　　　120,000

　　　　　　　　TNTC　　　　101　　　　61

　例4は，例3と同様に計算をすると，1,000倍希釈の場合と10,000倍の場合では，平均コロニー数の比が4.8倍で，2倍以上になります。したがって，希釈段階の低い（1,000倍希釈）平板の平均コロニー数を用いて計算します。すなわち，平均コロニー数は，(145+101)/2=123となり，生菌数は希釈倍数1,000を乗じて，123×1,000 = 120,000となります。

3）全ての平板上に300個以上のコロニーが発育した場合

　最も希釈倍率の高い平板について，密集コロニー平板測定法に従って計測します。

　　密集コロニー平板測定法：1 cm^{2}に区画された計算板を用いて，この区画内のコロニーを数えます。

　　1 cm^{2}に10個以下のコロニー数の場合は，計算板の中心を通過する区画の縦6区画，これに直角に交わる6区画の計12区画内のコロニー数を数えます。このとき，同じ区画を重複して数えないようにします。1 cm^{2}区画内の平均コロニー数を求め，これにシャーレの面積を乗じて1平板当たりの推定コロニー数を算出します。直径9 cmのシャーレでは，得られた1 cm^{2}の平均コロニー数に65（シ

ャーレの面積）を乗じることになります。

1 cm^2 に 10 個以上のコロニー数の場合は，前記と同様にして，縦横それぞれ 4 区画，計 8 区画のコロニーを数えます。1 cm^2 の平均コロニー数を求め，これにシャーレの面積を乗じて平均コロニー数を算出します。

4）希釈平板上にコロニーが認められないもの，その他，実験ミスと思われる場合は，実験室事故 LA（Laboratory Accident）と記載します。

2-3　大腸菌群の検査

　大腸菌群は前記のように，「グラム陰性の無芽胞桿菌で，乳糖を分解して酸とガスを産生する好気性または通性嫌気性の細菌群」です。ですから大腸菌群の検査には，大腸菌群の性質が全て確認できる培地が用いられています。したがって，食品中の大腸菌群数の検査には，デソキシコレート寒天培地および BGLB 液体培地が用いられます。方法は生菌数測定と全く同じで，標準寒天培地の代わりにデソキシコレート寒天培地を用い，混釈培養をして生じた赤色コロニー（ニュートラルレッドを吸着）を数えます。同時に，ダーラム発酵管を入れた滅菌 BGLB 液体培地に菌液を接種して培養し，ダーラム発酵管中にガスの産生が認められれば，大腸菌群が存在したことになります。

　デソキシコレート寒天培地の平板上に赤色のコロニーが認められても，BGLB 培地のダーラム発酵管中にガスの産生が見られない場合は，大腸菌群は存在しない，すなわち大腸菌群検査は陰性と判定します。

2-3-1　大腸菌群数の測定

　試薬類

　デソキシコレート寒天平板：市販のデソキシコレート培地(粉末)の所定量を熱湯で溶解して作った平板（後述）

　試験溶液：大腸菌菌液（滅菌生理食塩水を用いて調製した菌数 10^4/ml 浮遊液）

　希釈水：生理食塩水を試験管に 9 ml ずつ分注して高圧蒸気滅菌します。

　BGLB 培地：ダーラム管入り BGLB 液体培地試験管（後述）

　滅菌シャーレ：滅菌済み腰高プラスチックシャーレ（市販品）

(1) 平　板　法

　使用する培地はデソキシコレート寒天培地で，この培地には，デソキシコール酸ナトリウムが 0.1 % 含まれています。デソキシコール酸は胆汁成分の 1 つで，グラム陽性菌の増殖を抑制するためグラム陽性菌のコ

ロニーは形成しにくくなっています。一方，グラム陰性菌である大腸菌群の細菌は増殖し，コロニーを形成することができます。しかも，前述のように大腸菌群の細菌は，乳糖を分解して酸とガスを産生するため，培地に添加されているpH指示薬ニュートラルレッドが変色してコロニーは特有の赤色を示します。また，培地もコロニーより淡い赤色に変色します。

なお，本培地の調製は，培地中に高温に弱い物質が含まれていますので，高圧滅菌をしてはなりません。市販のデソキシコレート寒天培地末を90℃程度に加熱した蒸留水にかき混ぜながら加えて溶解します。これに温湯を加えて所定の濃度に調整した後，約50℃の恒温槽中で保管し，これを滅菌済みのシャーレに流し入れ寒天平板を作ります。

操作方法

生菌数の測定法に準じて行い，培養時間は20±2時間とします。

デソキシコレート寒天培地（1,000 ml 中）	
デソキシコール酸ナトリウム	1 g
ペプトン	10 g
乳糖	10 g
クエン酸鉄アンモニウム	2 g
リン酸一水素カリウム	2 g
食塩	5 g
ニュートラルレッド	0.033 g
寒天	15 g
pH	7.3

(2) 液体培地法

使用する培地は，BGLB培地です。BGLBはBrilliant Green Lactose Brothの略で，液体培地です。大腸菌群の性状の1つ，「乳糖を分解してガスを産生する」については，デソキシコレート寒天平板では確認できないので，ダーラム発酵管を加えた液体培地のBGLB培地を用います。この培地には，グラム陽性菌の増殖を抑制する胆汁末，ブリリアントグリーンと，糖質として乳糖が1％加えられています。大腸菌群の細菌が増殖すると，乳糖を分解して酸とガスを産生し，産生したガスはダーラム発酵管に捕集されます。ガスが多量の場合はダーラム発酵管が浮き上がります。

BGLBは，市販のBGLB(粉末)の所定量を水に溶かし，ダーラム発酵

管を入れた中試験管に約 10 ml ずつ分注し，モルトン栓をして 121 ℃，15 分間高圧滅菌します。滅菌時間が長過ぎると，培地が変色してしまいますので注意を要します。

操作方法

前記のように，ダーラム発酵管を入れた滅菌 BGLB 試験管に試験溶液 1 ml を入れ，緩く混和した後，35 ℃，24 ～ 48 ± 3 時間培養します。

培養後，ダーラム発酵管内に気泡が確認されたものを大腸菌群陽性とします。

BGLB 培地（1,000ml 中）

ペプトン	10 g
乳糖	10 g
牛胆汁末	20 g
ブリリアントグリーン	0.0133 g
ダーラム発酵管	
pH	7.2

(3) 糞便系大腸菌群および大腸菌数の測定（MPN 法）

大腸菌群の中で「44.5 ℃で発育して乳糖を分解してガスを産生する菌群」を糞便系大腸菌群としています。したがって，糞便系大腸菌群を検出するためには，培養温度を正確に 44.5 ± 0.2 ℃としなければなりません。そのため，通常の孵卵器ではなく，水温 44.5 ± 0.2 ℃が保てる精度に優れた恒温水槽中で培養を行います。また，このとき用いる培地は液体培地で，通常 BGLB または EC 培地です。

MPN 法

液体培地によって菌数を求める場合は MPN 法を用います。

MPN とは，Most Probable Number の頭文字を取ったもので，最確数と訳されています。これは，統計学の手法を使って，最も確からしい菌数を割り出す方法です。この方法で計数された菌数は，試料 100 ml 中の菌数を表します。

実験方法（簡易法）

① 試料溶液の 10 倍，100 倍，1,000 倍希釈液を調製します。
② 各希釈試料について，ダーラム発酵管を入れた BGLB 約 10 ml の中試験管を 9 本用意します。

③ ②のBGLBの試験管3本それぞれに，10倍希釈した試料溶液を1 mlずつ入れます。同様に，試料溶液の100倍希釈液，1,000倍希釈液1 mlを各3本のBGLBの試験管にそれぞれ加えます。

④ これらを44.5±0.2℃で24±2時間培養します。

⑤ 培養後，ダーラム発酵管中の気泡の有無を観察します。

BGLB培地を用いたMPN値の求め方（簡易法）

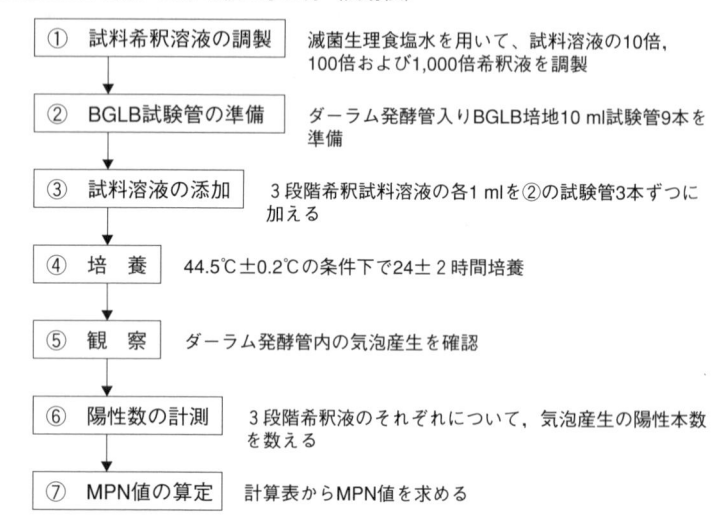

① 試料希釈溶液の調製	滅菌生理食塩水を用いて、試料溶液の10倍, 100倍および1,000倍希釈液を調製
② BGLB試験管の準備	ダーラム発酵管入りBGLB培地10 ml試験管9本を準備
③ 試料溶液の添加	3段階希釈試料溶液の各1 mlを②の試験管3本ずつに加える
④ 培養	44.5℃±0.2℃の条件下で24±2時間培養
⑤ 観察	ダーラム発酵管内の気泡産生を確認
⑥ 陽性数の計測	3段階希釈液のそれぞれについて，気泡産生の陽性本数を数える
⑦ MPN値の算定	計算表からMPN値を求める

図2-2　MPN値の求め方（簡易法）フローチャート

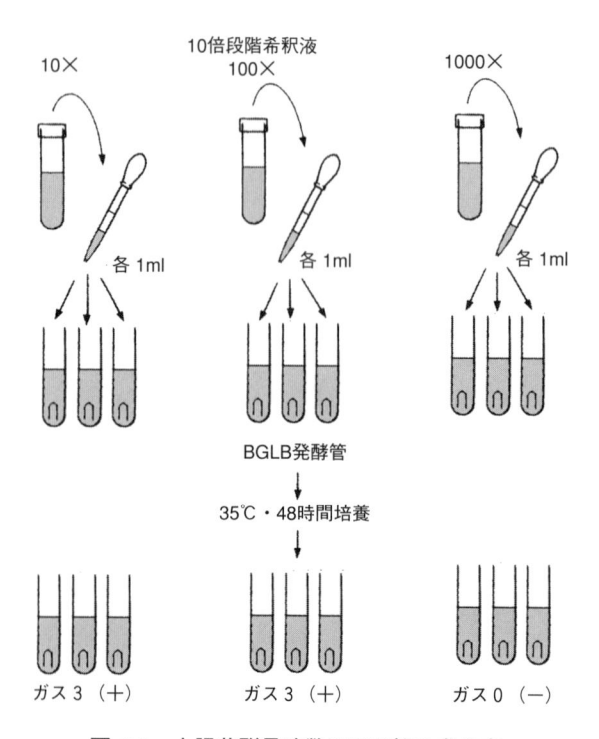

図2-3　大腸菌群最確数(MPN)値の求め方

⑥ ガス産生が確認できた BGLB 試験管を陽性として，3 段階希釈の試料液を加えた BGLB 試験管の，ガス陽性本数を数えます。
⑦ 下の計算表から MPN を求めます。

図 2-3 のような場合，この実験結果は，10 倍希釈（10 ×）試料液を加えた BGLB 試験管 3 本でのガス陽性本数は 3 本，100 ×試料液でのガス陽性本数は 3 本，1,000 ×試料液でのガス陽性本数はなし，すなわち，0 本であったことを示します。次いで，この結果を表 2-1 に示した MPN 計算表を用いて，大腸菌群最確数を計算します。

表 2-1　3 本法(簡易法)による MPN 計算表

陽性管数			MPN 100ml	MPN の信頼限界		陽性管数			MPN 100ml	MPN の信頼限界	
10ml ずつ 3本	1ml ずつ 3本	0.1ml ずつ 3本		下 限	上 限	10ml ずつ 3本	1ml ずつ 3本	0.1ml ずつ 3本		下 限	上 限
0	0	0	0			2	0	0	9.1	1.0	36
0	0	1	3		9	2	0	1	14	2.7	37
0	0	2	6			2	0	2	20		
0	0	3	9			2	0	3	26		
0	1	0	3	00.085	13	2	1	0	15	2.8	44
0	1	1	6.1			2	1	1	20		
0	1	2	9.2			2	1	2	27		
0	1	3	12			2	1	3	34		
0	2	0	6.2			2	2	0	21	3.4	47
0	2	1	9.3			2	2	1	28		
0	2	2	12			2	2	2	35		
0	2	3	16			2	2	3	42		
0	3	0	9.4			2	3	0	29		
0	3	1	13			2	3	1	36		
0	3	2	16			2	3	2	44		
0	3	3	19			2	3	3	53		
1	0	0	3.6	0.085	20	3	0	0	23	3.5	120
1	0	1	7.2	0.87	21	3	0	1	39	6.9	130
1	0	2	11			3	0	2	64		
1	0	3	15			3	0	3	95		
1	1	0	7.3	0.88	23	3	1	0	43	7.1	210
1	1	1	11			3	1	1	75	14	230
1	1	2	15			3	1	2	120	30	380
1	1	3	19			3	1	3	160		
1	2	0	11	2.7	36	3	2	0	93	15	380
1	2	1	15			3	2	1	150	30	440
1	2	2	20			3	2	2	210	05	470
1	2	3	24			3	2	3	290		
1	3	0	16			3	3	0	240	36	1,300
1	3	1	20			3	3	1	460	71	2,400
1	3	2	24			3	3	2	1,100	150	4,800
1	3	3	29			3	3	3	22,400	460	

まず，表 2-1 の表中の左から「陽性管数 10 ml，1 ml，0.1 ml ずつ」と書かれているところに注目してください。この数字は，全く希釈していない試料の 10 ml，1 ml，0.1 ml を，ダーラム発酵管入り BGLB 試験管の各 3 本ずつに加えたということです。しかし，この場合，試料液 10 ml ずつを，ダーラム発酵管入り BGLB 試験管 3 本に加えるため多量な試料液を必要とし，また大型の試験管を使用しなくてはなりません。そこで，表 2-1 と同一条件下で MPN が求められるように，「BGLB 試験管

中の試料液濃度は同じで，加える試料液量も同量，さらに同一サイズの試験管を用いる」実験を簡易法として考えたのです。その結果，試料液を希釈してダーラム発酵管入りのBGLB試験管3本ずつに同量の希釈試料液1 mlを加えているのです。ですから，試料液10 ml，1 ml，0.1 mlの陽性管数は，10×試料液，100×試料液，1,000×試料液の陽性管数に相当します。ここで注意することは，各希釈試料液1 mlをBGLB試験管に加えるということは，実験全体が試料液の1/100量で実験しているということです。ですから，表から求めたMPNを100倍しなければなりません。

例えば表2-1の陽性管数の欄の，10 mlずつで陽性が3本，1 mlずつで陽性が3本，0.1 mlずつでは0本のパターンを示す「3，3，0」と並んでいる行(右側下から4行目)を見つけます。その行のMPN 100 mlの欄には，240と記載されています。そこで，上記したように表中の数字を100倍します。

　　試料液100 ml中の大腸菌群数は　　240×100＝24,000個
　95％信頼限界は，下限が　36×100＝3,600個
　　　　　　　　　　上限が1300×100＝130,000個となります。

2-4　芽胞菌数の測定と加熱実験

私たちが口にする食品には，通常1 g当たり100〜10,000個の細菌が付着しています。これらの細菌は，60℃の加熱により死滅するものがほとんどです。しかし，中には60℃程度の加熱では生き残るものもいます。これら生き残る細菌の多くは，芽胞を形成している芽胞菌です。この細菌のグループには，グラム陽性桿菌の好気性または通性嫌気性のバチルス（*Bacillus*）属と嫌気性のクロストリジウム（*Clostridium*）属，およびグラム陰性の有芽胞嫌気性桿菌のデスルホトマクルム（*Desulfotomaculum*）属などがあります。

芽胞菌は，一般の細菌と同様に細胞分裂により増殖します。この増殖状態にある細菌を栄養型細菌といいます。一方，細菌の生活環境が悪く（低温や乾燥）なると，芽胞菌は細胞内に芽胞を形成し，一切の代謝を停止して環境がよくなるまで休眠に入ります。この状態の細菌を休眠型細菌といいます。休眠型細菌は増殖することができません。しかし，芽胞は発育至適条件下におかれると，発芽して栄養型細菌にもどって増殖します。芽胞にはまったく水分が浸入しないので，栄養型細菌に比べ高温，乾燥，化学薬品，放射線などに対して強い抵抗性を示し，容易に死滅しません。

通常，芽胞は，1個の細胞の中央または先端に，1個だけ作られます。

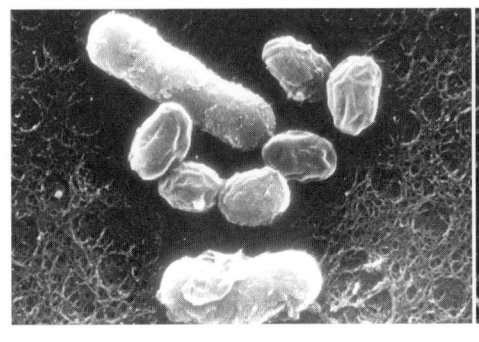

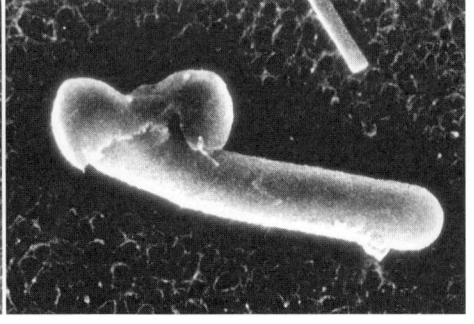

(a) 芽胞は耐久型の細菌細胞です。細菌の中には、増殖に不都合な生活環境になると菌体内に芽胞を作るものがあります。芽胞は熱や乾燥に強いだけでなく水分も浸透させないので、薬剤による消毒効果も認められません。

(b) 芽胞から栄養型の細菌が出てくることを発芽といいます。発芽が開始されると、芽胞殻は壊れて内部に水分が入り、殻内の細菌は成長して殻の外部に出てきます。

写真 2-1　芽胞形成菌の芽胞と栄養型細菌（日本細菌学会教育用スライド）

食中毒と芽胞形成菌

嫌気性桿菌の1つクロストリジウム属には、芽胞形成菌が含まれています。その中のウエルシュ菌やボツリヌス菌は食中毒菌で、重症の食中毒を起こします。一方、好気性または通性嫌気性の桿菌で芽胞を形成する細菌には、バチルス属に属する細菌があります。納豆に利用されている納豆菌もこの仲間ですが、食中毒原因菌にはセレウス菌があります。

(1) 芽胞の耐熱実験

実験材料

2種類の試料原液
① 三角フラスコに入った納豆菌の芽胞液（$10^4 \sim 10^5$/ml に調製）
② 三角フラスコに入った大腸菌液（$10^4 \sim 10^5$/ml に調製）

試薬・器具類

① 標準寒天培地：高圧蒸気滅菌器を用いて、121℃で20分間滅菌した培地。
② デソキシコレート寒天培地：熱湯で溶解し45℃の温湯に保管した培地。
③ ダーラム発酵管入り BGLB 試験管。
④ 希釈水：試験管に生理食塩水を9 ml ずつ分注して、高圧蒸気滅菌したもの。
⑤ 滅菌シャーレ：滅菌済みプラスチックシャーレ。

操作法

① まず，三角フラスコに入った納豆の芽胞液と大腸菌液の生菌数を測定します。
② 次に，各試料原液の入った三角フラスコをそれぞれ沸騰水浴上で60℃まで加熱した後，ただちにそれぞれの生菌数測定をおこないます。
③ さらに，各試料原液をそれぞれ85℃まで加熱したら，②と同様にただちに生菌数の測定をおこないます。
④ 各培地は35℃孵卵器にいれて48時間培養をします。
⑤ 各温度における芽胞菌と大腸菌の生菌数計測，および大腸菌のガス産生を確認します。
⑥ 観察　大腸菌と芽胞の生菌数の変動値から，芽胞の耐熱性を考えてみます。

生菌数の測定は，「生菌数の測定実験」と同様に行います。

芽胞菌の加熱実験

① 芽胞液　　　菌液を $10^4 \sim 10^5$ /mlに調製
　大腸菌液　　菌液を $10^4 \sim 10^5$ /mlに調製

② 各菌液の生菌数測定　　芽胞は標準寒天培地
　　　　　　　　　　　　大腸菌は、デソキシコレート寒天培地とダーラム発酵管入りBGLB培地

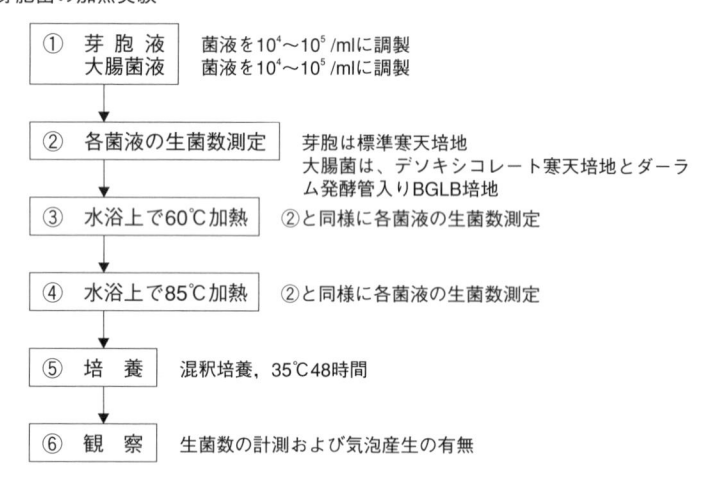

③ 水浴上で60℃加熱　　②と同様に各菌液の生菌数測定

④ 水浴上で85℃加熱　　②と同様に各菌液の生菌数測定

⑤ 培養　　混釈培養，35℃48時間

⑥ 観察　　生菌数の計測および気泡産生の有無

図2-4　芽胞菌加熱実験のフローチャート

2-5　黄色ブドウ球菌検査

ブドウ球菌は，ミクロコッカス科（*Micrococcaceae*）に属するグラム陽性の通性嫌気性菌で，この科には *Micrococcus*, *Staphylococcus*, *Planococcus*, *Stomatococcus* の4つの属が含まれます。

Staphylococcus 属には黄色ブドウ球菌 *S. aureus* のほか，表皮ブドウ球菌 *S. epidermidis*，腐性ブドウ球菌 *S. saprophyticus* などが含まれます。

黄色ブドウ球菌 *S. aureus* は，ヒトや動物の化膿性疾患，敗血症ある

いは食中毒の原因菌として知られていて，健康者の鼻腔，咽喉，皮膚などや生活環境中にも広く分布しています。G栄養専門学校の2年生を対象にして，1998年から5年間にわたって毎月一回の鼻腔検査を継続実施したところ，30％以上の生徒からこの菌が検出されました。また，ピアスをつけた耳たぶの穴からも高い頻度でこの菌が検出されました。

　黄色ブドウ球菌を含めてブドウ球菌類の特徴は，乾燥に強いこと，食塩に対する抵抗性が強いことで，室内粉塵に付着して生存していますし，一般細菌が増殖できないような7.5％の食塩が含まれている培地中でもよく増殖します。

　黄色ブドウ球菌は直径0.8～1.0μmと小さく，鞭毛を持たず，芽胞も形成しません。しかし，毒素を産生します。黄色ブドウ球菌の熱抵抗性は一般細菌と同程度ですが，産生された毒素は，120℃で20分間加熱しても毒性を失いません。

　黄色ブドウ球菌検査用の培地には，3％卵黄加マンニット食塩寒天培地が広く用いられています。この培地には卵黄が加えられていますが，これは黄色ブドウ球菌が産生するレシチナーゼ（レシチン分解酵素）の存在を確認するためで，黄色ブドウ球菌が存在すれば，培養平板上の黄色ブドウ球菌コロニー周辺は，培地が白く濁って不透明になります（口絵2）。レシチナーゼ産生の有無を調べることは，黄色ブドウ球菌が産生するコアグラーゼ（フィブリノーゲンをフィブリンに変換する酵素）検査と同様に，この菌の重要な鑑別法になります。また，この培地にはマンニットが含まれていますが，マンニットは，黄色ブドウ球菌か，その他のブドウ球菌かを推定する指標の一つになります。すなわち，黄色ブドウ球菌はマンニット分解酵素を産生しますので，黄色ブドウ球菌が増殖するとマンニットは分解され培地のpHが下がり，培地中のpH指示薬により，培地が明らかに黄変します。

2-5-1　ブドウ球菌食中毒

　黄色ブドウ球菌食中毒は，この菌の増殖過程で産生する菌体外毒素（エンテロトキシン）を，食物と一緒に摂取することによって起こる代表的な**食物内，毒素型食中毒**です。この食中毒の発生頻度は高く，私たち自身が汚染源になることもあり，この菌の汚染防止対策を考えることは重要です。

　黄色ブドウ球菌食中毒の発症は急激で，はじめに唾液の分泌量が増加し，次いで吐き気，嘔吐，腹痛，下痢などがみられます。特に，潜伏時間が短いこと（食後30分～6時間程度），激しい吐き気と嘔吐を伴うことが特徴です。

黄色ブドウ球菌食中毒の原因食品に多くの食品が報告されていますが，直接手を触れる弁当，菓子類，サラダ類，卵焼きなどに集中しています。

2-5-2 黄色ブドウ球菌検査（拭き取り検査）

検査対象
鼻腔，手指，ピアスのついた耳たぶなど

実験器具，試薬類
滅菌済み綿棒（市販品）
滅菌済み生理食塩水
滅菌済みシャーレ（市販品）

培地
3％卵黄加マンニット食塩寒天培地

培地の組成（1,000 ml 中，pH 7.5）
肉エキス	1 g
ペプトン	10 g
塩化ナトリウム	75 g
マンニット	10 g
フェノールレッド	0.025 g
寒　天	15 g
卵　黄	1 個（約 30 g）

実験方法
平板塗抹法
① 市販の滅菌済み綿棒を用いて，鼻腔などを拭き取ります。鼻腔以外の拭き取り検査では，滅菌生理食塩水でわずかに濡らした綿棒を用いて拭き取ります。
② あらかじめシャーレに固めておいた3％卵黄加マンニット食塩寒天平板に，①の綿棒を塗抹します。
③ 塗抹した②の平板培地を，35℃の孵卵器中で48時間培養した後，観察します。

2-6 腸炎ビブリオ

　わが国の食中毒事例を原因菌別にみると，腸炎ビブリオとサルモネラが1位，2位を占めています。特に，夏季に多発する下痢症を中心とする腸炎ビブリオ食中毒は，生鮮魚介類の生食が原因となることが多く，わが国の食生活のあり方とも深くかかわっていると考えられています。

　腸炎ビブリオはビブリオ科に属し，この科には *Vibrio, Aeromonas, Plesopmpnas, Photobacterium, Lucibacterium* 属が含まれ，ヒトに病原性を示すのは，ビブリオ属の，コレラ菌 *V. chorerae* と腸炎ビブリオ *V.parahaemolyticus* の2菌種です。

　腸炎ビブリオはグラム陰性の桿菌で，菌体の一端に1本の鞭毛（極単毛）を持っていますが，固型培地に発育したときには多数の鞭毛がみとめられる場合もあります。本来，海水中に棲息している好塩性の細菌で，増殖の至適pHは7.8～8.4，3～5％の塩化ナトリウムを加えたアルカリ性培地でよく増殖します。しかし，食塩濃度10％になると発育しないので，この性質は他のビブリオとの鑑別にも利用されます。芽胞は作りません。また，食中毒を起す腸炎ビブリオは，赤血球を溶血し，細胞破壊作用を示す耐熱性毒素「Thermostable direct hemolysin(TDH)」を産生（神奈川現象）し，これがヒトに急性胃腸炎を引き起こす原因物質の一つであると考えられています。

　腸炎ビブリオの特徴の1つに，増殖速度がきわめて速いことが知られています。大腸菌など腸内細菌の世代時間は，至適発育条件下では約20分ほどですので，1個の大腸菌は7時間後には約2百万(10^6)個にまで増殖します。しかし，腸炎ビブリオの世代時間は約10分ですので，同じく7時間後には，実に4兆(10^{12})個にまで増殖する計算になります。

　一般に，腸炎ビブリオによる食中毒の発症は，腸炎ビブリオを一度に10万(10^5)個以上を摂食した場合と考えられています。ですから，腸炎ビブリオが食品1gあたりたった1個だけ付着していたとしても，10回分裂すると1,000個になりますから，もしこの食品を100g食べたならば，1時間40分後には食中毒量に達し発症することになります。

　この様な腸炎ビブリオは，沿岸の海水や海泥中に生息していて，海水温が25℃をこえると爆発的に増殖しますから，腸炎ビブリオ食中毒は，本州では7～9月に集中的に発生します。したがって，この時期にあわせた食中毒対策が講じられています。

検査対象

　魚介類をはじめ，漬物など塩分が含まれているもので，主として生食するもの，およびその調理器具などを検査対象にします。

> 実験器具，試薬

滅菌済みストマッカー袋：検査試料をいれます。
ストマッカー：検査試料を均一にします。
滅菌済みコンラージ：試料を塗抹します（市販品）
希釈液：滅菌済みの3％食塩水

> 培　地

TCBS（Thiosulfate Citrate Bile Salt Sucrose）寒天培地

　この培地には，加熱により変質しやすい物質が含まれているので，高圧蒸気滅菌は行いません。また，腸炎ビブリオの至適塩分濃度は3％ですが，市販の培地には下記のように，食塩濃度が1％となるように配合されています。しかし，塩分の不足量は他の塩類のナトリウムイオンによって補われますので，この培地を利用しての腸炎ビブリオの検査には影響はありません。

　培地中に加えられている胆汁末は，グラム陽性菌の増殖を抑制するために配合されています。また，腸炎ビブリオは，他の細菌よりもアルカリ側でよく増殖しますので培地のpHは8.9に調製されています。さらに，培地中の白糖は，腸炎ビブリオと他のビブリオを区別するために加えられています。すなわち，腸炎ビブリオは白糖を分解しないため，腸炎ビブリオのコロニーは青緑色をしています。一方，腸炎ビブリオ以外のビブリオは，白糖を分解して酸を産生するので，培地に加えられたpH指示薬のブロムチモールブルーとチモールブルーは酸性側に変色し，コロニーは黄色になります。しかし，塗抹平板を長時間培養したり室温放置すると，時間の経過とともに，腸炎ビブリオのコロニーも黄色く変色してくることがあります。

培地の組成（1,000 ml 中，pH 8.8 ± 0.1）

酵母エキス	5 g
ペプトン	10 g
ショ糖	20 g
チオ硫酸ナトリウム	7 g
クエン酸ナトリウム	10 g
コール酸ナトリウム	3 g
牛胆汁末	5 g
塩化ナトリウム	10 g
クエン酸鉄	1 g
ブロムチモールブルー	0.04 g
チモールブルー	0.04 g
寒天	15 g

操作方法

平板塗抹法

① 市販粉末培地の所定量をとり，精製水を加えよく混合した後，加温溶解します。滅菌済みシャーレ2枚のそれぞれに溶解した培地の15～20 mlを注いで平板に固めます。固まった平板は表面を十分に乾燥してから検査に使用します。

② 生鮮魚介類の10 gを滅菌ストマッカー袋に入れ，これに滅菌済み3％食塩水90 mlを加え，ストマッカーを30秒間作動して均一な試料溶液を調製します。

③ 滅菌済み3％食塩水で適宜希釈した10倍，100倍，1000倍希釈した試料溶液の0.1 mlずつを①の平板2枚の上に滴下し，コンラージ棒を用いて平板上に均等に塗末します。

④ 塗抹した②の平板を35℃の孵卵器中で24時間培養した後，集落を観察し菌数の概数は，生菌数の測定法に準じて算定します。

観察

培養を終えた腸炎ビブリオは，青緑色のやや混濁した直径2～3 mmのスムースなコロニーをつくり，その他のビブリオは黄色のコロニーをつくります。ときに腸炎ビブリオ以外の細菌でも青緑色のコロニーを作るものがありますが，これは腸炎ビブリオに比べて増殖速度が著しく遅いので，細かいコロニーとなるので腸炎ビブリオとの区別は容易です。

参考事項：腸炎ビブリオが疑わしい集落については，オキシダーゼ試験を実施し，この検査が陽性の場合は，市販の生化学試験キットを用いて同定検査をします。

腸炎ビブリオの検査（塗抹試験）

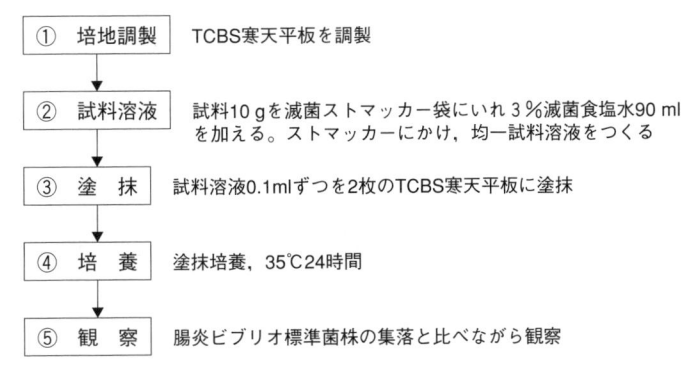

① 培地調製	TCBS寒天平板を調製
② 試料溶液	試料10 gを滅菌ストマッカー袋にいれ3％滅菌食塩水90 mlを加える。ストマッカーにかけ，均一試料溶液をつくる
③ 塗抹	試料溶液0.1 mlずつを2枚のTCBS寒天平板に塗抹
④ 培養	塗抹培養，35℃24時間
⑤ 観察	腸炎ビブリオ標準菌株の集落と比べながら観察

図2-5　腸炎ビブリオ検査のフローチャート

2-7 サルモネラ属菌

　サルモネラ菌属は，ヒト，およびさまざまな動物の腸管に生息していて，いろいろなタイプの感染症を引き起こします。すなわち，軽微な胃腸炎（サルモネラ症）から生命を脅かすチフス性疾患までさまざまです。食中毒型のサルモネラ症は，ヒトからヒトへの直接の感染は少ないのですが，近年，食物を介しての食中毒は年間1万人を超え，細菌性食中毒のうちでも最も頻度の高いものになっています。

　感染源は，ニワトリ，ブタ，ウシなどの食肉類とその加工品，および卵とその調理品やイヌ，ネコ，ネズミ，カメなどペットとの接触が原因となることもあります。食中毒原因菌は，わが国では腸炎菌（S. Enteritidis）やネズミチフス菌 (S. Typhimurium)が代表的なものです。

　サルモネラ属菌は大腸菌と同様に腸内細菌科に属し，周毛性の鞭毛を持つグラム陰性の通性嫌気性桿菌です。しかし大腸菌の様に乳糖を分解せずに硫黄を含むアミノ酸（含硫アミノ酸）を分解して，硫化水素を産生します。

検査対象
市販のブタ，トリなどのひき肉各 10 g

器具，試薬
腸炎ビブリオの項に準じます。ただし，希釈液には滅菌生理食塩水を使用します。

標準菌株：SS または DHL 平板上に生育した S. Enteritidis

培　地
DHL 寒天培地または SS 寒天培地

　2つの培地はいずれもサルモネラ菌属および赤痢菌の選択分離培地で，これらの細菌が乳糖を分解せず，胆汁酸塩の影響を受けずに増殖できる性質を利用した培地です。ちなみに，DHL とは，Desoxycholate Hydrogensulfide Lactose，SS は Salmonella-Shigella の略称です。

　いずれの培地も加温溶解した後は滅菌することなく，直接滅菌シャーレに流し固め表面を乾燥して使用します。

　培地に含まれる胆汁酸塩は，大腸菌やグラム陽性菌の発育を抑制をしますし，クエン酸ナトリウムおよびチオ硫酸ナトリウムはその働きを強化します。たとえ大腸菌が発育したとしても，大腸菌は乳糖を分解するので生じた酸により培地は酸性側に傾き，胆汁酸塩から析出した胆汁酸が中性紅と結合して大腸菌はレンガ紅色の混濁した集落となります。一

方，サルモネラ菌は乳糖を分解しないので透明な集落を作り，含硫アミノ酸を分解して硫化水素を産生します。硫化水素は，培地中のクエン酸鉄アンモニウム，またはクエン酸鉄と反応して硫化鉄，またはクエン酸鉄の黒色沈殿物を作るので，集落の中心部が黒変した透明集落になります。赤痢菌は透明な集落のままです。

DHL 寒天培地の組成（培地 1,000 ml 中）

肉エキス	5 g
ペプトン	20 g
乳 糖	10 g
白 糖	10 g
胆汁酸塩	1 g（pH7.0）
チオ硫酸ナトリウム	2.2 g
クエン酸ナトリウム	1.0 g
クエン酸鉄アンモニウム	1.0 g
ニュートラルレッド	0.03 g
寒 天	15 g

SS 寒天培地（培地 1,000 ml 中）

肉エキス	5 g
ペプトン	5 g
乳 糖	10 g
胆汁酸塩	8.5 g
クエン酸ナトリウム	8.5 g
チオ硫酸ナトリウム	8.5 g
クエン酸鉄	1.0 g
ブリリアントグリーン	0.00033 g
ニュートラルレッド	0.025 g
寒 天	13.5 g

参考 サルモネラ属の中にはこれらの培地に発育不良な菌種があるので，非選択培地のマッコンキー寒天培地を併用したり，検査材料に合わせた増菌培養もおこなわれています。

操作法

① 検査材料の 10 g を滅菌済みストマッカー用ポリ袋にいれ，これに滅菌生理食塩水 90 ml を加えてストマッカーにかけ，30 秒間作動させて材料を均一試料にします。この均一試料液を試料液とします。

② ①の試料液を用いて，生菌数測定に準じた滅菌生理食塩水希釈を行い，その 0.1 ml ずつを SS または DHL 寒天平板の 2 枚に接種

し，コンラージ棒を用いて平板上に均一に塗抹します。
③ 塗抹した②の平板を35℃の孵卵器中で24時間培養します。

観 察

培養を終えたサルモネラは，硫化水素を産生して集落の中心が黒色の透明集落を作ります。また，大腸菌などの腸内細菌が生育しても，乳糖の分解により生じた酸により胆汁酸が析出して赤色やレンガ色の混濁した集落を作ります。標準サルモネラ菌の集落と比較しながら判定します。菌数の概数は，生菌数の測定に準じて算出します。

サルモネラ属の検査

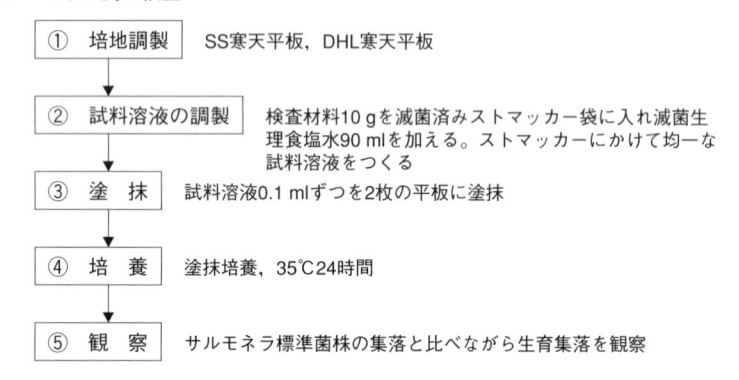

① 培地調製	SS寒天平板，DHL寒天平板
② 試料溶液の調製	検査材料10gを滅菌済みストマッカー袋に入れ滅菌生理食塩水90mlを加える。ストマッカーにかけて均一な試料溶液をつくる
③ 塗 抹	試料溶液0.1mlずつを2枚の平板に塗抹
④ 培 養	塗抹培養，35℃24時間
⑤ 観 察	サルモネラ標準菌株の集落と比べながら生育集落を観察

参考　市場検査の場合は，肉類はセレナイト培地を用いた増菌培養，卵および卵製品の場合は，SBGスルファ基礎培地を用いた増菌培養を行った後に分離培養を行ないます。

図2-6　サルモネラ属検査のフローチャート

2-8　市販食品の細菌検査

食品の細菌検査

ある食品の鮮度および食品の取り扱い方が衛生的であったか否かなどを推測する場合，その食品について汚染指標細菌の検査を行います。

実験材料

市販されているおひたし，和え物などの加熱済み食品

器具，試薬

サルモネラ属の検査の項に準じます。

培 地

標準寒天培地
デソキシコレート寒天培地
ダーラム発酵管入りBGLB培地

TCBS 寒天培地（塗抹平板）

3％卵黄加マンニット食塩寒天培地（塗抹平板）

試料の調製

① 材料を滅菌したハサミ，ピンセットなどを用いてできるだけ細かく切断，混合し，そのうちの 10 g を採取して試料とします。

② 採取した試料を滅菌済みストマッカー用ポリ袋に入れ，これに滅菌生理食塩水 90 ml を加えます。

③ ポリ袋内部の空気をできるだけ除去してから②の試料をストマッカーにセットし，ストマッカーを 30 秒間動かして均一試料にします。均一試料を試料液とします。

④ この試料液を用いて，生菌数，大腸菌群数，ブドウ球菌，腸炎ビブリオの検査を行います。

試料の秤量から試料液調製までの所要時間は，細菌の増殖を防ぐためにできるだけ短時間内に行い，希釈ずみの試料液は直ちに培地と混合するなどの注意が必要です。

検査項目および方法

① 生菌数：平板混釈培養法による生菌数の測定手順に従います。

② 大腸菌群数：デソキシコレート寒天培地を用いて，生菌数の測定に準じた方法で行い培養時間は 20 ± 2 時間とします。また，ダーラム発酵管を加えた BGLB 液体培地に試料液 1 ml を加えて，ガスの産生を確認し，大腸菌群の有無を調べます。

③ ブドウ球菌：3％卵黄加マンニット食塩寒天培地の平板 2 枚に，試料液 0.1 ml ずつを接種し，コンラージ棒を用いて培地上に均一に塗抹します。

④ 腸炎ビブリオ：TCBS 寒天培地の平板 2 枚に，試料液 0.1 ml ずつを接種し，コンラージ棒を用いて培地上に均一に塗抹します。（和え物に魚介類が入っている試料のみ）

⑤ 同一操作を，室温に 2 時間放置した実験試料についてもおこないます。

結果の検討

「弁当・そうざいの衛生規範」に表 2-2 に掲げるような，原材料，製品について望ましい基準が示されていますので，この基準に従って判定します。

I 食品の微生物学的試験

実験操作チャート
市販食品の細菌検査

① 培地調製 — 標準寒天培地（培養時間48時間）
　　　　　　　デソキシコレート寒天培地（培養時間20±2時間）
　　　　　　　BGLB培地（ダーラム発酵管入り）（培養時間24～48±3時間）
　　　　　　　TCBS寒天培地（培養時間24時間）
　　　　　　　3％卵黄加マンニット食塩寒天培地（培養時間48時間）

② 希釈調製 — 滅菌生理食塩水または3％滅菌食塩水

③ 試料溶液の調製 — 検査材料10gを滅菌済みストマッカー袋に入れ滅菌生理食塩水90mlを加える。

④ 均質化 — ストマッカーにかけて均一な試料溶液をつくる

⑤ 混合 — 培地と希釈試料溶液を混合（生菌数，大腸菌群）

⑥ 培養 — 培地に試料溶液の塗抹（黄色ブドウ球菌，腸炎ビブリオ）

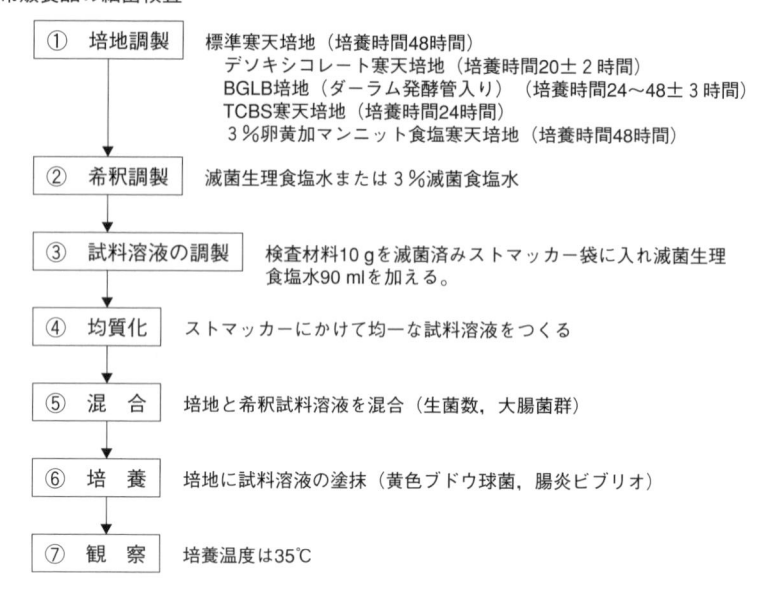

⑦ 観察 — 培養温度は35℃

図2-7　市販食品細菌検査のフローチャート

表2-2　弁当・そうざいの衛生規範による原料，製品の基準

弁当原料および製品	生菌数	大腸菌（*E.coli*）	黄色ブドウ球菌
卵焼，フライ等の加熱処理したもの	10万/g以下	陰性	陰性
サラダ，生野菜等の非加熱のもの	100万/g以下	陰性	陰性

II

食品の理化学的試験

食品の安全性確保に大きく貢献をしてきたものの一つに科学技術の進歩があります。

しかし，食生活様式の変化に伴って加えられた食品添加物の安全性，食品への混在が懸念されている農薬，容器包装材ならびに環境汚染物質，さらに食材由来の食物アレルギーの問題など，いずれも被る健康被害から食の安全性に係わる疑念が大きな社会問題となってきました。科学技術の進歩は，国内外で生産される食材および加工食品中に混在する微量の有害物質の検出を可能にしたのみならず，食の安全性の検討を推し進めてきました。

現在，安全性の検討結果から，包装食品は，食品衛生法や農林物資の規格化及び品質表示の適正化に関する法律(JAS法)などにより，原材料，調味料，食品添加物などの表示が規定されています。

食品に使用することができる食品添加物としては，分解以外の化学的手段を用いて製造した物質で人の健康を損なうおそれがないと認めた食品添加物(指定添加物)338品目と，『既存添加物名簿』に記載されている489種および天然香料612種があります。食品添加物など化学物質によるヒトの健康への安全性をみる指標には，1日摂取許容量(acceptable daily intake：ADI)が定められています。ADIとは，実験動物を用いて様々な毒性試験を行った結果から，人間が毎日，一生涯摂取しても健康障害を起こさないと考えられる量を求め，これに安全係数の1/100を掛けたものです。ですから，ADIは，「健康障害を起こさないと考えられている化学物質であっても，この化学物質の摂取量は，体重1 kgあたり1日に何mgまで」を示すもので，mg/kg/日で表します。

そこで，これらの化学物質の表示が正しいか否か，基準に適合しているか，あるいは有害物が含まれていないかなどの検討する目的で，化学的試験が行われます。

化学的試験には，定性試験と定量試験があります。定性試験とは，検査しようとする物質が，試料の中に含まれているか，含まれていないかをみるものです。定量試験は，もし検査しようとする物質が含まれていたら，一定量の試料中にどのくらいの量が含まれているか，すなわち添加基準に適合するか否か検討するものです。

化学的試験の手法としては，クロマトグラフィー，分光光度法などの多くの測定方法がありますが，最近は，測定機器にもコンピューターを組み込んで，精密で自動化された高度な機器を用いて検査を行っています。しかし，このような高度な機器を用いる検査法では検査の本質がみえにくく，どのような原理に基づいて測定結果が得られているのかが，わかり難いことが多いのです。学生実験の目的は，実験を通して分析方

法や測定原理，物質の相互反応など，多くを学ぶことにありますから，本書では，高価な分析機器を使用せずに一般的な化学実験用器具を用いて，上記した目的に対応できる検査法を選択し，説明を加えました。

化学的検査方法における基礎知識

化学的検査法にはいろいろな方法がありますが，本書では主として滴定法，比色法およびクロマトグラフィーを用います。そこで以下にこれらの方法について説明します。

滴定法：滴定法では，酸・アルカリ液を用いた中和滴定が多く，前述したpH指示薬が使われます。

比色法：試料溶液の色調または色の濃さを標準液と比較して，試料中に含まれる物質量を測定する方法です。

① 色調を比較する場合は，標準液で調製した濃度既知の系列をつくり，その系列の中から試料の色調に最も近いものを肉眼でさがし，試料中の含有量を求めます。

② 色の濃さを比較して物質の含有量を求める機器分析法は，吸光光度法です。吸光光度法とは，試料液が示す極大吸収付近の光線を使って，試料液の吸収の度合いを測定し，その溶液の濃度を求める方法です。

　この方法は，ランバートの法則とベールの法則を組み合わせた**ランバート‐ベールの法則** Lambert-Beer's law によって説明することができます。

　入射光の強度を I_0，透過光の強度を I，吸収物質層の厚さを d，濃度を c とすると

$$\log(I_0/I) = \varepsilon cd$$

と表され，εcd を吸光度といい，abs と記号で表します。ここで c を mol/l で表すとき，ε をモル吸光係数といい物質固有のものです。またこの式は，吸収物質層の厚さが同じであれば吸光度と濃度が比例関係にあることを示しています。なお，吸収度に対して透過度と呼ばれるものがあり，I/I_0 で表します。これを%で表したものが透過率で％Tと書きます。関係式から吸光度とは異なり，透過率には溶液の濃度の間に比例関係はないことが分ります。したがって，定量実験に比色法を用いるときは，吸光度測定を行います。

　検量線 calibration curve：ある成分Aの定量分析を行う際に，Aの標準物質を用いて，前もってその濃度と吸光度との関係を実験的に求め，得られた結果をグラフに表します。この曲

線を**検量線**といいます。

クロマトグラフィー chromatography：これは「一般に分配，吸着あるいはイオン交換などによる分離法」と訳されています。さらに研究社の英和辞典には，用語の説明として，

 chromat-o-：（連結形）色のついた
 -gram：（連結形）書いたもの，記録
 -graph：（連結形）記録するための機器（名詞）‥で記録する（動詞）
 -graphy：（連結形）記録法
 chromatogram：（クロマトグラフィーにより得られる）色層列
 chromatograph：クロマトグラフィーにより分析する
 chromatography：クロマトグラフ法

と和訳が記載されています。

クロマトグラフィーでは，上記したように，成分分子の溶解度，吸着性，揮発性など，成分の持つ物理的性質を利用して成分を分離します。

クロマトグラフィーには，本書で取り扱うペーパークロマトグラフィー（以下 PC と略記）と薄層クロマトグラフィー（TLC と略記）およびガスクロマトグラフィー，液体クロマトグラフィーなど，種々の方法があります。本書では，PC と TLC について説明します。

PC と TLC では液膜を支持する固体を担体といい，PC ではろ紙を，TLC では，平らな支持板（ガラスなど）の上に吸着剤を薄層塗布（0.1〜1 mm の厚さ）したものです。また，試料成分を溶媒を用いて分離する際に，溶媒が担体の上を流れる過程を展開と呼びます。

まず，展開槽の中に展開溶媒を底から約 1 cm の高さまで入れ，しっかりと展開槽に蓋をします。

試料を適当な溶媒に溶かし，その溶液を毛細管やシリンジを用いて，担体の一端から約 2 cm のところに小さいスポット状に吸着させます（この操作をスポットするといいます）。次いで，吸着した試料から溶媒を蒸発させて取り除きます。つづいて，スポットした側を下にして担体（ろ紙または薄層板）を展開槽の中に吊るし，担体の下端が展開溶媒の中に浸かるようにします。このとき，スポットされている試料部分は展開溶媒の中に入らないようにします。直ちに展開槽の蓋をして展開をは

じめます。展開溶媒が毛細管現象により担体にしみ込むと同時に，展開溶媒がスポットした試料を移動させます。展開溶媒の先端がスポットした位置（原点）から 10 ～ 15 cm ほど移動したところで，展開槽から担体を取り出し展開を中止します。展開溶媒の選択がよければ，試料中の各成分はそれぞれ単一成分からなる一連のスポットとして分離されます。

なお，展開中は，展開槽内をできるだけ展開溶媒の蒸気が飽和した状態でクロマトグラフィーを行います。そのため，展開槽の内側にあらかじめ展開液に浸したろ紙を貼り付けておきます。

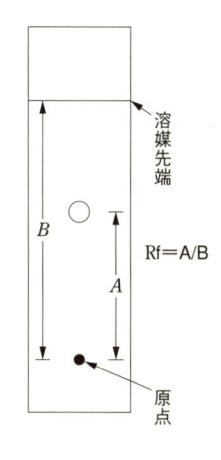

展開終了後，右図のように，原点からクロマトグラムの各スポットの中心までの距離 A を，原点から溶媒先端までの距離 B で割った値を求めます。この値を Rf（rate of flow）値と呼び，Rf 値は展開条件が同じであれば物質固有の値を示します。また，Rf 値は常に 1 より小さく，0 よりも大きい値を示します。

3 食品添加物試験

　食品添加物は，食品衛生法により使用基準が定められており，① 食品に添加できる化学物質の種類，② 食品添加物の規格基準，③ 食品添加物の適用量，など厳しく規定されています。
食品中の添加物を検査する場合，その検査目的は大別すると次のようになります。
　1) 許可外添加物使用の有無・・・定性試験
　2) 食品に表示されていた食品添加物の使用量・・・定性，定量試験
　3) 表示以外の食品添加物使用の有無・・・定性，定量試験

3-1 食用着色料（タール色素）の定性

　食品の色調，香り，形などは，食欲に影響し，なかでも，食品と色の調和の良し悪しは，その食品の魅力を左右させます。そのため，食品にふさわしい色調を考えて，着色料が使用されています。

　食品に添加される着色料には，化学的合成品を用いた着色料と化学的合成品ではない着色料とがあります。このうち，食品に添加できる化学的合成品の着色料は，食品衛生法によって厳しく使用が規制されていて，タール色素，β-カロテン，三二酸化鉄，水溶性アナトー，鉄クロロフィリンナトリウム，銅クロロフィリンナトリウム，銅クロロフィルのみが使用許可されています。

　食品添加物として許可されているタール色素は，水溶性色素で酸性色素である色素のうちから，以下に示した 12 種類のみです。① 食用赤色 2 号（アマランス），② 食用赤色 3 号（エリスロシン），③ 食用赤色 40 号（アルラレッド），④ 食用赤色 102 号（ニューコクシン），⑤ 食用赤色 104 号（フロキシン），⑥ 食用赤色 105 号（ローズベンガル），⑦ 食用赤色 106 号（アシッドレッド），⑧ 食用黄色 4 号（タートラジン），⑨ 食用黄色 5 号（サンセットイエロー），⑩ 食用青色 1 号（ブリリアントブルー），⑪ 食用青色 2 号（インジゴカルミン），⑫ 食用緑色 3 号（ファーストグリーン）です。しかし，これらはカステラ，きなこ，魚肉漬

物，鯨肉漬物，しょう油，食肉，食肉漬物，スポンジケーキ，鮮魚介類（鯨肉を含む），茶，のり類，マーマレード，豆類，みそ，めん類（ワンタンを含む），野菜およびわかめ類には使用できません。

　食用タール色素は，すべて水溶性の酸性色素ですから，酸性水溶液中でタンパク質と容易に結合し，アルカリ性の水溶液中では，染色したタンパク質から色素が溶け出してきます。また，食品中のタール色素は，一般に，1～500 ppm 程度の濃度で，単色または混合色で使用されていますので，試験溶液としては 0.1％の濃度溶液が 0.5 ml 以上得られるような試料の採取および試料処理が望ましいとされています。本実験では，上記した食用タール色素の性質を利用し，加えて試料処理にも考慮して，食品中からタール色素を分離し，食用タール色素の同定を行います。

実験材料

黒飴，シロップ，ワイン，菓子類など

試料調製用試薬など

① 標準色素溶液：12 種類のタール色素それぞれについて 0.05 g ずつをとり，これを 100 ml の水に溶解し A，B，C 標準液とします。

　A 標準液（R3，R102，R105，B1，Y4 の含有溶液）
　B 標準液（R40，R106，B2，G3 の含有溶液）
　C 標準液（R2，R104，Y5 の含有溶液）

② 酢酸（CH_3COOH）溶液：水 95 ml に氷酢酸 5 ml を加えます。
③ 2％アンモニア水（NH_4OH）：28％アンモニア 2 ml に水を加えて 28 ml とします。
④ 脱脂羊毛：白色毛糸を脱脂したもの（化学実験用の市販品）
⑤ ガラスキャピラリー作成用の軟質ガラス管：内径約 6 mm，外径約 8 mm
⑥ 紫外線照射灯：波長 365 nm の紫外線発生器
⑦ 展開溶媒 1：アセトン・イソペンチルアルコール・水（6：5：5）
⑧ 展開溶媒 2：水・エタノール・5％アンモニア（3：1：4）
⑨ 展開槽：密閉可能なガラス製容器
⑩ ペーパークロマトグラフィー用ろ紙（以下クロマト用ろ紙と記す）：120 mm × 220 mm，9 本　溝入りのろ紙（市販品）
⑪ 薄層板：50 mm × 100 mm，セルロース薄層板

色素の抽出法

① 液体試料：試料を 20～200 ml とり，着色の程度によって適宜，水を加えて試料溶液とします。
② 固体試料：試料を 20～200 g とり，できるだけ細かく砕き，次のいずれかの方法に従って試料溶液を作ります。
　○キャンデーなどの飴菓子：試料に 5 倍程度の温湯を加え，よく混ぜながら溶かして試料溶液とします。
　○ジャムなど：試料に 3～5 倍量の温湯を加え，よく混合した後，しばらく放置してその上澄み液をろ過し，試料溶液とします。
　○その他：試料を細切するなどを行い，温湯を加えよく混合して色素を抽出し，試料溶液とします。

精製法

① 試料溶液に酢酸溶液を少量（約 3 ml）加えて酸性にして，脱脂羊毛約 0.5 g を入れ，これを加温しながら脱脂毛糸を染色します。
② 染色した脱脂羊毛（染色毛糸）を流水下で十分にもみ洗いして毛糸に付着した色素以外の物質（糖，でんぷんなど）を除去した後，染色毛糸を 2％アンモニア水少量（5～10 ml）を加えたビーカーに入れて，水浴中で加温しながら染色毛糸から色素を溶出させます。
③ 色素液中から脱色した毛糸を取り除き，色素液を約 0.3～0.5 ml ぐらいまで濃縮します。

色素の分離・同定法（ペーパークロマトグラフィー法）

④ クロマト用ろ紙のカラム最下端から約 10 mm のところに鉛筆（黒）で線を引き，ここを原点とします。
⑤ 濃縮した色素液（検査液）および標準色素液を，それぞれガラスキャピラリーに吸い上げ，クロマト用ろ紙上の原点に，スポットの直径が 2～4 mm より大きくならないように注意しながら，少量ずつ何回もスポットを重ねます。スポットは，各検査液および標準色素液 A，標準色素液 B，標準色素液 C のそれぞれについて行い，これを風乾します。
　　ガラスキャピラリーは，用意したガラス管を用いて自作します。
⑥ 試験溶液と標準色素溶液をスポットしたクロマト用ろ紙の原点側の端を下にして，展開溶媒 1 が入った展開槽の中に垂直に吊るし，ろ紙の下端を溶媒中に浸し，展開槽を密閉して放置します。この

とき，スポットに展開溶媒が接触しないように注意し，展開は，溶媒先端がクロマト用ろ紙の上端付近に上昇するまで行います。

⑦ 展開を終了したろ紙のカラムには，さまざまな位置に色素が展開されています。

⑧ このろ紙を風乾した後，標準色素と検査液の色素とを比較して被検色素を同定します。被検色素の同定は，Rf 値，色調，スポットの形状，物理化学的性質などについて，標準色素のそれらと比較して行います（口絵4，図3-1）。

R3，R104，R105，R106 の Rf 値は，ほぼ同じなので，紫外線（365 nm）を照射して判別します。紫外線を照射すると，R104 は黄橙色の，R106 は紅色の強い蛍光を発しますが，R105 はほとんど蛍光が認められません。

B1 と G3 の Rf 値および色調は，ほぼ同じです。色の付いた部分を希アンモニアの入った瓶の口にかざすと，G3 は青紫色に変化しますが，B1 は変化しません。

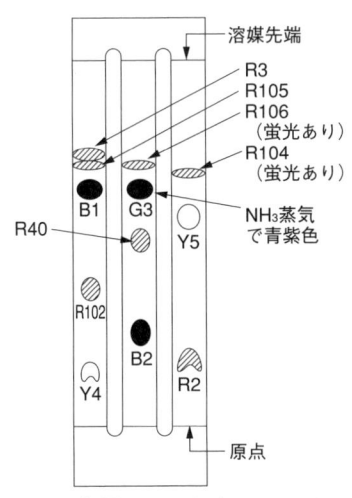

図 3-1　食用タール色素のペーパークロマトグラフィー展開図
展開溶媒　アセトン・イソペンチルアルコール・水（6：5：5）

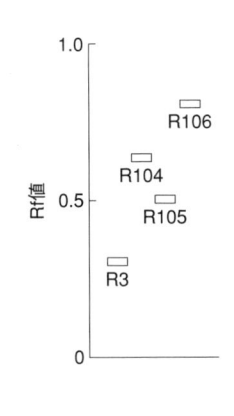

図 3-2　食用タール色素のペーパークロマトグラフィー展開図
展開溶媒　水・エタノール・5％アンモニア水（3：1：4）

上記の方法で展開すると，赤色3号，104号，105号および106号の Rf 値はほぼ同じなので，これらの色素の同時検出が予想されたときには，展開溶媒2（水・エタノール・5% アンモニア水＝3:1:4）に替えて再度展開すると，図3-2に示すように，これらの色素を分離することができます（口絵4）。

毛糸染色法の原理

羊毛W（タンパク質です）を酢酸酸性の水に入れると

$$\underset{\underset{COO^-}{|}}{\overset{\overset{NH_3^+}{|}}{W}} + CH_3COO^-H^+ \longrightarrow \underset{\underset{COOH}{|}}{\overset{\overset{NH_3CH_3COO}{|}}{W}}$$

となります。ここへ酸性タール色素NaDを入れると

$$\underset{\underset{COOH}{|}}{\overset{\overset{NH_3CH_3COO}{|}}{W}} + Na^+D^- \longrightarrow \underset{\underset{COOH}{|}}{\overset{\overset{NH_3D}{|}}{W}} + CH_3COONa$$

となり，酸性タール色素NaDが羊毛Wと結合します。次に，この羊毛をアルカリ性水溶液に入れると

$$\underset{\underset{COOH}{|}}{\overset{\overset{NH_3D}{|}}{W}} + NH_4^+OH^- \longrightarrow \underset{\underset{COOH}{|}}{\overset{\overset{NH_3OH}{|}}{W}} + NH_4D$$

となるので，酸性タール色素Dと羊毛Wは分離し，色素液が得られます。

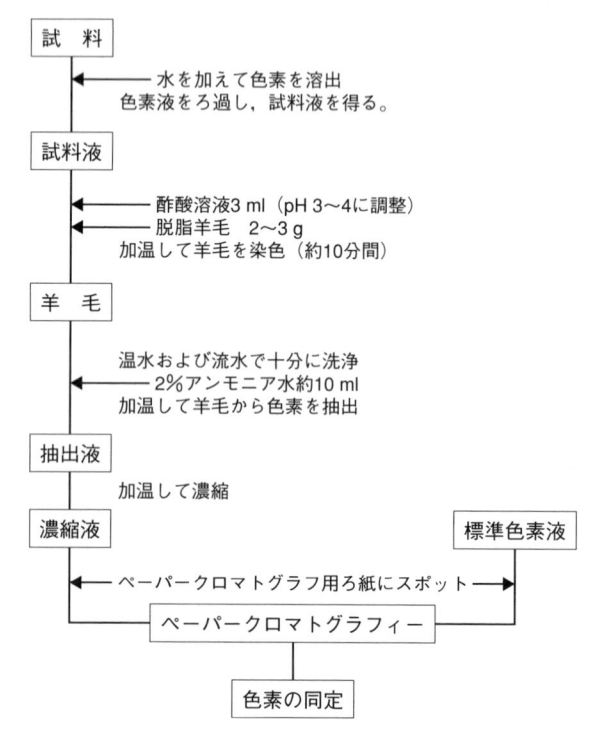

```
     試 料
       │  ← 水を加えて色素を溶出
       │    色素液をろ過し，試料液を得る。
     試料液
       │  ← 酢酸溶液3ml（pH 3～4に調整）
       │  ← 脱脂羊毛　2～3g
       │    加温して羊毛を染色（約10分間）
     羊 毛
       │    温水および流水で十分に洗浄
       │  ← 2％アンモニア水約10ml
       │    加温して羊毛から色素を抽出
     抽出液
       │    加温して濃縮
     濃縮液                         標準色素液
       └─── ペーパークロマトグラフ用ろ紙にスポット ───┘
                ペーパークロマトグラフィー
                       │
                   色素の同定
```

図3-3　食用タール色素定性試験のフローチャート

3-2 漂白剤 二酸化硫黄（SO₂）の試験

　漂白剤とは，食品中の天然色素や褐変物質などを分解したり変化させたりして脱色する化学物質です。漂白剤には，還元作用による還元型漂白剤と，酸化作用による酸化型漂白剤があります。

　還元型漂白剤には，亜硫酸水素ナトリウム，亜硫酸ナトリウム，次亜硫酸ナトリウム，二酸化硫黄（SO_2）などがあります。これらの漂白剤は，漂白作用のほかに，酸化防止，変色防止，および防腐の効果もあるので，食品の加工処理の段階などで広範囲の食品に使用されています。一方，酸化型漂白剤には，台所で食器やまな板などの殺菌・漂白に使用されている塩素系や，過酸化水素系の漂白剤があります。

　還元型漂白剤は，食品添加物としての使用が許可されていますが，食品中の残存量の制限が，次のように規定されています。

　すなわち，漂白剤として二酸化硫黄を使用した場合の食品中での最多残存量は，右表のように規定されています。また，これら以外の食品での最多残存量は 0.03 g/kg，さらに，ごま，豆類，および野菜に使用してはならないと規定されています。

　一方，酸化型漂白剤は，食品への使用は許可されていますが，食品中での残存は許可されていません。ですから，使用した漂白剤はすべて取り除かれなければならないのです。

かんぴょう	5.0 g/kg
乾燥果実（干しぶどうを除く）	2.0 g/kg
コンニャク粉	0.9 g/kg
乾燥マッシュポテトやゼラチンなど	0.50 g/kg
果実酒および雑酒	0.35 g/kg
糖蜜やキャンデッドチェリー	0.30 g/kg
水あめ	0.20 g/kg
天然果汁	0.15 g/kg
甘納豆や冷凍むきえび	0.10 g/kg

3-2-1 定性試験

　二酸化硫黄（SO_2）が食品中に含まれているか，含まれていないかは，ヨウ素酸カリウム・デンプン紙を用いて調べることができます。ヨウ素酸カリウム・デンプン紙は，ろ紙にヨウ素酸カリウム（KIO_3）とデンプンが含ませてあります。このろ紙が SO_2 と接触すると，KIO_3 が SO_2 によって還元されてヨウ素（I_2）が遊離し，この遊離した I_2 がろ紙に含まれていたデンプンと反応して，ろ紙を青く変色します。この化学反応をヨウ素 - デンプン反応といい，次のような反応式で表されます。

$$2KIO_3 + 5SO_2 + 4H_2O \longrightarrow I_2 + K_2SO_4 + 4H_2SO_4$$

実験材料

　ワイン（赤または白），乾燥果実，かんぴょう，こんにゃく粉末など

用具および試薬

① リン酸溶液：リン酸 25 g を水で薄めて 100 ml とします。
② ヨウ素酸カリウム・デンプン紙：ヨウ素酸カリウム KIO_3 2 g とデンプン 5 g を水 1 L に溶かします。この溶液に定量ろ紙をひた

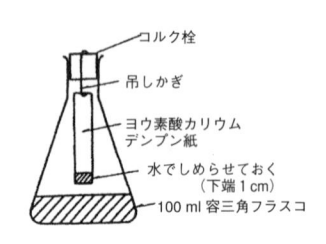

図 3-4 SO₂ の定性試験装置

し，暗所で風乾します。このろ紙を乾燥後，短冊形（長さ5 cm，幅7 mm）に切って使用し，遮光し，密栓して保管します。

③ コルク栓付き三角フラスコ（100 ml 容）：図 3-4 に示してあるようにヨウ素酸カリウム・デンプン紙をセットして使います。

操作法

液体試料の場合は，その 0.5〜10 ml を用います。固体試料では，試料を細切した後，よく混合して用います。その 0.1〜2 g を，100 ml の三角フラスコに入れ，これに蒸留水 10 ml を加えて振り混ぜ，3〜5 分間放置します。この放置している間に，前もってヨウ素酸カリウム・デンプン紙をコルク栓に吊るし，その下端をほんの少量の水滴で濡らし，試料溶液の面から約 1 cm 上方の位置に吊るせるようにします。この準備ができた後，25％リン酸を 3 ml 程度加えて，ただちにヨウ素酸カリウム・デンプン紙を吊るしたコルク栓で密栓します。室温（20〜25℃）で数分間放置してヨウ素酸カリウム・デンプン紙が青－紫色に呈色するかしないかを観察します。

10 分経過しても青変しないときは，さらに水浴上で 5〜6 分間加温しながら観察します。試験紙が青変すれば SO_2 が存在したと判定します。また，SO_2 が多量に存在していた場合には，いったん青変した後すぐに脱色してしまいます。これは，ヨウ素酸カリウムから SO_2 によって還元されて生じた I_2 が次の反応式のように還元されて HI となるためです。

$$I_2 + SO_2 + 2H_2O \longrightarrow 2HI + H_2SO_4$$

呈色は，通常，水でぬらした部分の境界線の両端から始まります。

本方法では，試料中の SO_2 量が 50〜60 μg のとき，境界線の両端が発色するのに要する時間は 2〜5 分ですので，用いる試料の量を変えることによって，およその SO_2 量を知ることができます。

```
┌─────────────────┐
│ 100 ml 三角フラスコ │
└─────────────────┘
         │
         │←── 試料
         │←── 水　10〜20 ml
         │　　5 分間放置
         │　　ヨウ素酸カリウム・デンプン紙をコルク栓に吊るし，
         │　　この試験紙の下端に少量の水をつける
         │←── 25％リン酸溶液約 3 ml を入れる
         │　　ただちにコルク栓をする
┌─────────────────────────┐
│ ヨウ素酸カリウム・デンプン紙 │ SO₂ が存在すると試験紙が青変する
└─────────────────────────┘
```

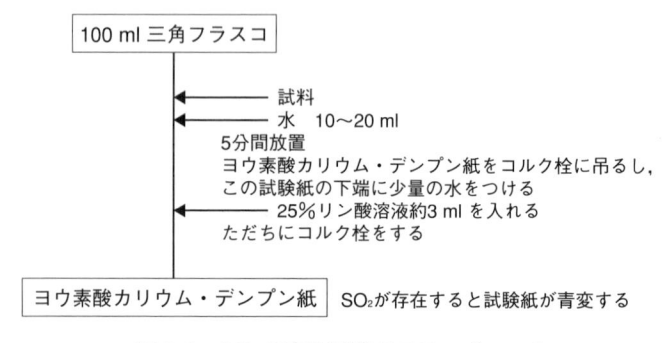

図 3-5 SO₂ の定性試験のフローチャート

3-2-2 定量試験

食品中の SO_2 量が 0.1 g/kg 以上の食品の場合には，アルカリ滴定法を，0.1 g/kg 以下の場合には比色法を用います。いずれの場合にも通気蒸留法により試料液を調製します。

ここでは，通気蒸留－アルカリ滴定法を採用し，説明を加えます。

試験法の概要

試料をリン酸酸性で通気しながら蒸留し，食品中の亜硫酸塩を二酸化硫黄として流出させ，過酸化水素溶液で捕集し，二酸化硫黄を硫酸とした後に，アルカリ溶液で滴定する方法です。

試　薬

① 過酸化水素溶液：30 % 過酸化水素水（試薬特級）1 ml に水を加えて 100 ml とします（用時調製）。
② 0.01 mol/l 水酸化ナトリウム溶液：市販の 0.1 mol/l 水酸化ナトリウム液 10 ml を正確に採り，水を加えて正確に 100 ml とします。
③ メチルレッド・メチレンブルー試液：メチルレッド 0.2 g およびメチレンブルー 0.1 g にエタノールを加えて溶かし 100 ml とします。
④ エタノール：99.5 v/v% 高速液体クロマトグラフ用エタノールを遮光して保存しておきます。
⑤ シリコーン油：消泡の目的で用います。
⑥ リン酸（H_3PO_4）溶液：リン酸 25 g を水で薄めて 100 ml とします。
⑦ 窒素ガス
⑧ 水：使用する蒸留水は，蒸留水中の溶存酸素の影響を避けるために，脱気したものを使用します。

試料液の調製

① 図3-6 に示すような通気蒸留装置を用います。
② この装置のナシ型フラスコ(a)に過酸化水素溶液 10 ml を入れます。これにメチルレッド・メチレンブルー試液を3滴加えます。次に 0.01 mol/l 水酸化ナトリウム溶液 1～2 滴を加えます。このとき，溶液は紫色からオリーブグリーンに変化します。
③ これを速やかに通気蒸留装置に取り付けます。
④ 通気蒸留装置の丸底フラスコ(b)に試料の一定量[*1]を精密に量って加えます。さらにエタノール 2 ml，水 20 ml，シリコーン油 2

[*1] ぶどう酒，天然果汁等の液体試料は 20 g，ねりわさび，糖蜜，水あめ，キャンデットチェリーおよび乾燥果実では 5 g，こんにゃく粉，切り干し大根，甘納豆，煮豆，みそ，チョコレート，にんにく，冷凍むきえびおよびゼラチン等では 1 g，かんぴょうでは 0.1～0.2 g が適当量です。

滴，リン酸溶液 10 ml を加え，速やかに装置に取り付けます。

⑤ 窒素ガスを毎分 0.5 〜 0.6 L の速度で通気しながら，ミクロバーナーの炎の高さを 4 〜 5 cm にしてフラスコ B を約 10 分間加熱します。

⑥ フラスコ(a)をはずし，試料液とします。

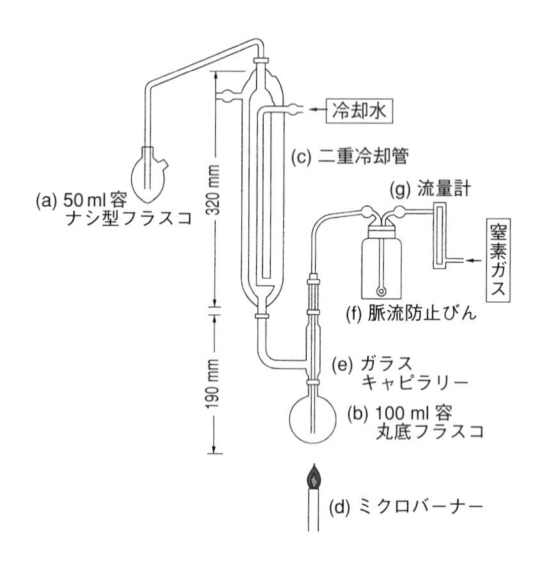

図 3-6 通気蒸留装置

空試料液の調整

試料の代わりに水 20 ml を用い，試料と同様の操作をして得たフラスコ(a)の液を空試料液とします。

測定法

試料液および空試料液を 0.01 mol/l 水酸化ナトリウム溶液を用いて，液の色がオリーブグリーンになるまで滴定し，次式によって検体中の SO_2 含量（g/kg）を計算します。[*1]

$$SO_2 \text{ (g/kg)} = (a - b) \times F \times 0.32 \times \frac{1}{W}$$

a：試料液の滴定量（ml）
b：空試料液の滴定量（ml）
W：試料の採取量（g）
F：0.01 mol/l 水酸化ナトリウム溶液のファクター
0.32：0.01 mol/l 水酸化ナトリウム溶液 1 ml は SO_2 0.32 mg に相当します。

[*1] 添加した SO_2 は，食品成分のアルデヒド，ケトンおよび糖などとの結合型で存在している場合が多いのですが，この方法では，遊離型および結合型の SO_2 の総量を測定することになります。

```
フラスコ(a)                    フラスコ(b)
   ←過酸化水素溶液 10 ml          ←試料 1～10 g
   ←メチルレッド・メチレンブルー試液3滴  ←エタノール2 ml
   ←水酸化ナトリウム溶液 数滴        ←水 20 ml
   通気蒸留装置に取り付ける          シリコーン油 2滴
                              リン酸溶液 10 ml
                              通気蒸留装置に取り付ける

              通気蒸留装置
                 ↓
              ←窒素ガスを通気(0.5～0.6 L/分)しながら
               フラスコ(b)を約10分間加熱
           試料液(フラスコ(a))
           試料液を0.01 mol/l NaOH溶液で滴定する
```

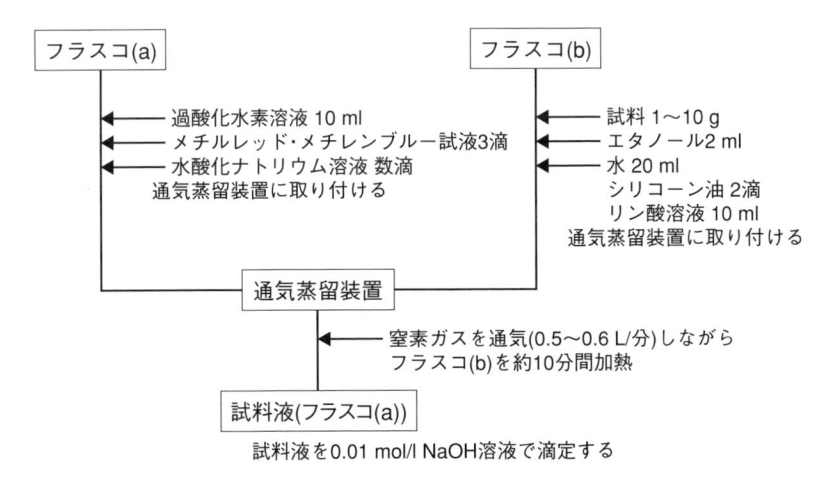

図 3-7　SO_2 の通気蒸留-アルカリ滴定法のフローチャート

3-3　発色剤　亜硝酸根 NO_2 の定量

哺乳動物の筋肉の赤い色は，主にヘモグロビン（hemoglobin, Hb）とミオグロビン（myoglobin, Mb）に由来しています。Hb は，赤血球中にあって，肺から酸素を各筋肉組織に運搬する働きを担っています。Mb は，筋肉組織の筋漿（筋形質）中にあって Hb が運んできた酸素を受け取って貯蔵する働きをしています。また筋肉中の全色素量の 10 ～ 20 % が Hb です。一方，Mb は 80 ～ 90 % であるといわれています。したがって，食肉の色は，Mb の変色が大きく影響することになります。

Mb は Hb の構造と類似していて，それぞれヘム（heme）とグロビン（globin）とよばれているタンパク質（分子量約 18,000）が結合したもので，ヘムタンパク質あるいはヘム色素と呼ばれています。しかし，ヘム色素は不安定な物質で，加熱したり，長時間空気に接触すると，肉の新鮮な色が失われます。

ハムやソーセージにはこの変化を防ぐために，硝酸塩や亜硝酸塩が添加されています。しかし，亜硝酸塩や硝酸塩を多量に摂取すると，健康障害を起こすおそれがあるので，食品衛生法では，

「食肉製品，鯨肉ベーコン 1 kg 当たりの亜硝酸根（NO_2）として，0.07 g を超えて残存してはならない」と規定されています。また，「魚肉ソーセージ，魚肉ハムでは，残存量が 0.05 g/kg を超えないこと，いくら，すじこ，たらこでは 0.005 g/kg を超えないこと」と規定されています。

ハムやソーセージは加熱処理されているにもかかわらず美しいピンク色を保っていて食欲をそそります。これは塩漬け中に，ミオグロビンが添加された硝酸塩や亜硝酸塩と化学反応を起こし，ニトロソヘモクロモーゲン（NO-Hemochromogen）を生成することによります。

NO-Hemochromogen を生成する化学反応は以下のように考えられています。

① 硝酸塩を添加した肉を塩漬けすると，塩漬け中の硝酸還元細菌の作用により亜硝酸塩へと還元され亜硝酸塩ができます。
② 次に亜硝酸塩は，肉組織が保有する還元力，または還元剤として添加された添加物のアスコルビン酸等によって一酸化窒素（NO）と水に分解されます。
③ この一酸化窒素は肉中のミオグロビンに作用してニトロソメトミオグロビンになります。
④ このニトロソメトミオグロビンは，肉組織が保有する還元作用や還元剤として添加された添加物等の働きによってニトロソミオグロビンに変化します。
⑤ ニトロソミオグロビンは，乾燥，燻煙，水煮等で加わった熱によってニトロソヘモグロビンという色素に変化します。この色素がサーモンピンクと呼ばれる綺麗な色素でハムの色なのです。

このように，ハム・ソーセージに添加された硝酸塩，亜硝酸塩は，製造過程で多く消費され，亜硝酸根（NO_2）の検出量は添加量に比べて著しく減少します。

ニトロソヘモクロモーゲン生成過程

* ニトロソという用語は構造中に NO を含む化合物のみ用いられます。

① 硝酸塩 —硝酸還元細菌→ 亜硝酸塩

② 亜硝酸塩 —肉組織が持つ還元作用→ NO + H_2O
　　　　　　　　　　　　　　　　一酸化窒素　水

③ NO ＋ Mb ——→ NOMMb
　一酸化窒素　ミオグロビン　ニトロソメトミオグロビン

④ NOMMb —肉組織が持つ還元作用→ NOMb
　　　　　　　　　　　　　　　ニトロソミオグロビン

⑤ NOMb ＋ 加熱 ——→ NO-Hemochromogen
　　　　　　　　　　　ニトロソヘモクロモーゲン
　　　　　　　　　　　（安定なピンク色の色素）

試験法の概要

次に示すように，食品中の亜硝酸はスルファニルアミドをジアゾ化し，これにナフチルエチレンジアミンを結合させると，紅色のアゾ色素を作ります。この試験法は，この色素を比色法により測定し，亜硝酸根として定量するものです。

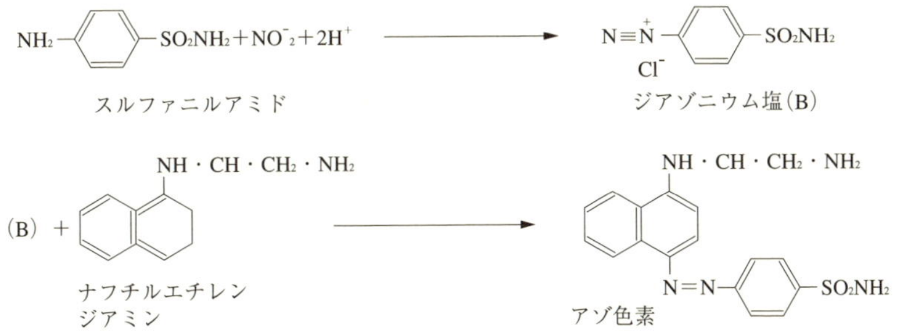

$NH_2\text{-}\bigcirc\text{-}SO_2NH_2 + NO_2^- + 2H^+ \longrightarrow N\equiv\overset{+}{N}\text{-}\bigcirc\text{-}SO_2NH_2\ Cl^-$
スルファニルアミド　　　　　　　　　　　　　　ジアゾニウム塩(B)

(B) + ナフチルエチレンジアミン（NH·CH·CH$_2$·NH$_2$ 付きナフタレン環） ⟶ アゾ色素（NH·CH·CH$_2$·NH$_2$ 付きナフタレン環−N=N−$\bigcirc$−SO$_2$NH$_2$）

図 3-8　発色の原理

試　薬

① 0.5 mol NaOH 溶液：NaOH 20 g を水に溶かして 1 L とします。
② 酢酸亜鉛溶液：酢酸亜鉛二水和物 9 g を水に溶かして 100 ml とします。
③ 塩酸：濃塩酸を等量の水で希釈します。
④ スルファニルアミド溶液：スルファニルアミド 0.50 g を，③の塩酸 100 ml に加温しながら溶かします。
⑤ ナフチルエチレンジアミン溶液：N-1-ナフチルエチレンジアミン二塩酸塩 0.12 g を，水 100 ml に溶かします（褐色びん中に保存し，調製後 1 週間以内に使用すること）。
⑥ 亜硝酸根 NO$_2$ 標準液：NaNO$_2$ 0.150 g を正確に量り，1 L のメスフラスコに入れ，水を加えて溶かして正確に 1 L とし，標準原液とします。標準原液 10 ml を正確に量り，水を加えて正確に 100 ml とします。その 4 ml を正確に量り，水を加えて正確に 100 ml にして標準液とします。この標準液 1 ml は，亜硝酸根 NO$_2$ を 0.4 μg 含んでいます。

器　具

ビーカー：100 ml 容　2 個
メスシリンダー：100 ml 容　1 本
ろ紙：円形の直径 11 cm のもの。定量ろ紙 No.5C（市販品）
目盛付き試験管：10 ml 容　8 本
乳鉢，乳棒

操作方法

1．試験溶液の調製
① 試料(ハムなど)約 10 g を量り乳鉢でよくすり潰します。これの 2.5 g を精密に量り(Wg)100 ml のビーカーに採ります。これに

80 ℃の熱水約 40 ml を加えます。

② ①に 0.5 mol NaOH 溶液 18 ml および酢酸亜鉛溶液 12 ml を加えてよく撹拌します。

③ ②の液をときどきガラス棒を使って混ぜながら 80 ℃の水浴上で 20 分間加温します。

④ 加温が終了したら，これを冷水中で室温まで冷却します。

⑤ ④を 100 ml のメスシリンダーに移します。ビーカーは，約 5 ml の水で 2 回洗いメスシリンダーに加えます。さらに，水を加えて正確に 100 ml とします。

⑥ ⑤の 100 ml を転倒混和してから，乾燥ろ紙(定量用)を用いてろ過します。最初のろ液約 10 ml は捨て，澄明なろ液を試験溶液とします[*1]。

*1 試料の除タンパクは，次式に示す $Zn(OH)_2$ のコロイド性沈殿形成により行います。
$2NaOH + Zn(CH_3COO)_2 \rightarrow Zn(OH)_2\downarrow + 2CH_3COONa$
すなわち，液性が pH 9.5 付近では，添加した Zn^{2+} のほとんどすべてが $Zn(OH)_2$ の形で沈殿します。$Zn(OH)_2$ は液中の微粒子をよく吸着するので，清澄なろ液が得られます。

2．空試験溶液の調製

水 2.5 ml を容量 100 ml のビーカーに採り，試験溶液の調製と同様の操作を行い，空試験溶液とします。

3．測定操作

① 試験溶液[*2]および空試験溶液それぞれ 5 ml を正確に量り，それぞれを 10 ml の目盛付き試験管に入れます。

② この目盛り付き試験管それぞれに，スルファニルアミド溶液 1 ml を加え振り混ぜます。

③ さらに，ナフチルエチレンジアミン溶液 1 ml づつを加え振り混ぜます。

④ 次に，水を加えてそれぞれを正確に 10 ml とし，転倒混和して 10 分間放置し，測定液および空測定液とします。

⑤ ④の測定液について空測定液を対照として波長 540 nm における吸光度を測定します。

*2 NO_2 量が $0.05 \sim 4\ \mu g/ml$ に入るように試料液を希釈します。

4．検量線

標準液の 0, 2.5, 5, 10, 15 および 20 ml をそれぞれ正確に量り，それぞれ水を加えて正確に 20 ml とし，検量線用標準液とします。これを試験溶液と同様に吸光度を測定して検量線を作成します。

5．試料中の NO_2 量の計算

試料溶液の吸光度と作成した検量線から，試料溶液中に含まれている NO_2 量を知ることができます。

試料溶液中の亜硝酸根濃度 A (μg/ml)を求め，次式によって検体中の亜硝酸根含量 C (g/kg)を計算します[*1]。

$C = A \times 100/5 \times 1/W \times 1{,}000/1{,}000{,}000$ (g/kg)

　　A：試料溶液中の亜硝酸根濃度（μg/ml）

　　W：試料の採取量（g）

*1　定量値は亜硝酸根(NO_2^-)の量（g/kg）として表します。

```
試　料　約 10 g
    │
    │← 乳鉢に入れて，よくすり潰す
    │← 2.5 g (Wg)を精密に量り 100 ml のビーカーに採る
    ↓
試　料 2.5 g
    │
    │← 80℃の熱水 40 ml を加える
    │← 0.5 mol/l NaOH 溶液 18 ml を加える
    │← 酢酸亜鉛溶液 12 ml を加える
    │   撹拌しながら加温（80℃，20分間）する
    │   室温まで冷却(冷水中で)後，100 ml メスシリダーに移す
    │← 水を加え正確に 100 ml として後，転倒混和する
    │   ろ過（乾燥定量ろ紙）する
    ↓                    ↓
澄明なろ液        最初のろ液約 10 ml
    │
試　料　液　5 ml
    │
    │← スルファニルアミド溶液 1 ml を加える
    │   撹拌する
    │← ナフチルエチレンジアミン溶液 1 ml を加える
    │   撹拌する
    │← 水を加えて 10 ml とする
    │   転倒混和する
    │   色を安定させるために 10 分間放置する
    ↓
測　定　液
    │
    ↓
吸光度測定　540 nm
```

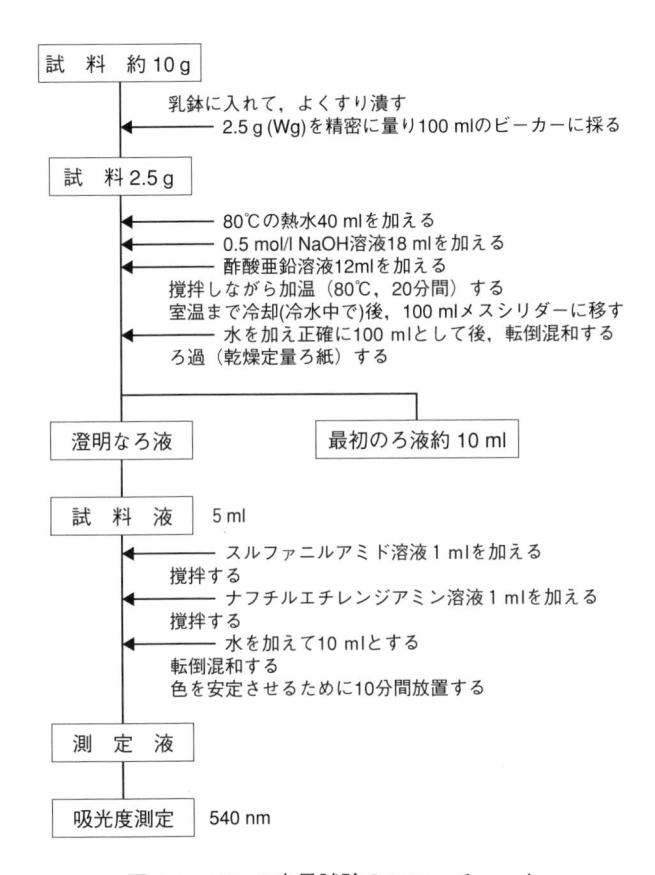

図 3-9　NO_2 の定量試験のフローチャート

3-4　保存料の試験法

保存料は，食品の腐敗・変敗を防止する目的で使用されるもので，その多くは微生物の増殖を抑制する作用を持っています。

微生物の増殖を抑制する作用は，食塩や砂糖にもありますが，この場合は水分活性が低下することにより微生物の増殖が抑制されるもので，保存料の機能とは異なります。

食品添加物として食品に使用される保存料には，安息香酸，ソルビン酸，デヒドロ酢酸，パラオキシ安息香酸，プロピオン酸などがあります。これらは，食品，添加物の規格基準によって，添加物別，食品別に使用量の最大限度が定められています（表 3-1）。

試験法の概要

食品中の保存料を検査するには，通常，試料を細切またはすりつぶした後，その適量を精密に量り，これに水を加えたのち酸性にして水蒸気蒸留装置で蒸留し，留液を採取します。この留液を液体クロマトグラフィーあるいはガスクロマトグラフィーで分析します。

この場合，安息香酸，ソルビン酸，デヒドロ酢酸，パラ安息香酸の定性・定量には，シリカゲルカラムを付した紫外線吸収検出器付液体クロマトグラフを，プロピオン酸の検出には，ポーラスポリマービーズカラムを付した水素炎イオン化検出器付ガスクロマトグラフを用います。

表 3-1 保存料の使用基準

保存料名	保存料名	使用量の最大限度
安息香酸	キャビア	2.5 g/kg
	マーガリン	1.0 g/kg
	清涼飲料水，シロップ，しょう油	0.6 g/kg
ソルビン酸	チーズ	3.0 g/kg
	魚肉練り製品，鯨肉製品，食肉製品，	2.0 g/kg
	うに，いかくん製品，たこくん製品，	1.5 g/kg
	魚介乾製品，フラワーペースト，キャンデッドチェリー，ジャム，シロップ，ニョッキ，煮豆，あん類，つくだ煮，みそ，たくあん漬，かす漬，塩漬，こうじ漬，しょう油漬，みそ漬，マーガリン，ケチャップ，スープ，たれ，つゆ，	1.0 g/kg
	干しすもも，酢漬	0.50 g/kg
	甘酒，はつ酵乳	0.30 g/kg
	果実酒，雑酒	0.20 g/kg
	乳酸菌飲料	0.050 g/kg
デヒドロ酢酸	チーズ，バター，マーガリン	0.50 g/kg
パラオキシ安息香酸	しょう油	0.25 g/l
	果実ソース	0.20 g/kg 0.10 g/l
	酢	0.10 g/kg
	清涼飲料水，シロップ	
	果実および果菜の表皮	0.012 g/kg
プロピオン酸	チーズ	3.0 g/kg
	パン，洋菓子	2.5 g/kg

しかし，本書の主旨からこのような高度な分析機器を用いずに，試料を水蒸気蒸留し，その留液を試料溶液として，薄層クロマトグラフィーによる安息香酸，ソルビン酸，デヒドロ酢酸およびパラオキシ安息香酸の一括定性試験とチオバルビツール酸法を用いたソルビン酸の定性・定量試験法について説明します。

3-4-1 薄層クロマトグラフィーによる定性試験

試薬・器具

① 塩化ナトリウム
② 15％酒石酸溶液：酒石酸 15 g に水を加えて 100 ml とします。
③ シリコーン油：消泡用シリコーン油
④ エーテル：分析用
⑤ 10％塩酸：水 30 ml に濃塩酸 10 ml を徐々に加えます。
⑥ 薄層板：蛍光剤入りポリアミド薄層板（市販品）
⑦ 毛細管：市販の 10 μl 容毛細管
⑧ 発色試薬：0.1％ブロムクレゾールグリーンエタノール溶液
⑨ 保存料標準溶液：
  a. 安息香酸，ソルビン酸，デヒドロ酢酸標準溶液・・・安息香酸ナトリウム，ソルビン酸カリウムおよびデヒドロ酢酸ナトリウムの各 1 g ずつをそれぞれ水 100 ml に溶かします。
  b. パラオキシ安息香酸エステル類標準溶液・・・パラオキシ安息香酸エステル類（エチル，プロピル，ブチルエステルのいずれでも可） 1 g を 0.1 mol/l 水酸化ナトリウム溶液 100 ml に溶かします。
⑩ 展開溶媒：n-ヘキサン・酢酸（20：0.7）
⑪ 紫外線照射灯：波長 254 nm 付近の紫外線を放射するもの

試料溶液の調製

① 試料をよくすり潰した後，50 g を量りビーカーに入れます。これに水約 100 ml を加えてよくかき混ぜ，中和します。
② これを図 3-10 のような水蒸気蒸留装置の試料用フラスコ（500 ml）に移します。ここに塩化ナトリウム 80 g，酒石酸溶液 5 ml，シリコーン樹脂 1 滴を加えた後，全量を水で約 300 ml とします。
③ これを毎分約 10 ml の流出速度で水蒸気蒸留し，留液約 100 ml を得ます。
④ この約 100 ml の留液を分液ロートに移し，これにエーテル約

50 ml，塩化ナトリウム約 10 g および 10 ％塩酸約 5 ml を加え，激しく振り混ぜた後，静置します。

⑤ 液が 2 層に分かれたならば，下層の水を捨て，エーテル層を蒸留フラスコに移します。

⑥ エバポレーターを用いてエーテルを回収し，残留物を 1 ml まで濃縮し定性試験溶液とします。

薄層クロマトグラフィー

⑦ 薄層板の下端から 1 cm の位置に鉛筆を用いて水平に線を引き，ここを原点とします。

⑧ 試験溶液および保存料標準溶液を毛細管にとり，薄層板の左右両端から約 5 mm をあけて原点上にスポットします。

⑨ これを展開槽内で溶媒先端が薄層板の上端から 1 cm のところになるまで展開します。

⑩ 展開した薄層板を取り出し，風乾したのち暗箱内で紫外線照射灯を用いて，吸収スポットの有無・高さを観察し，標準試料の位置と比較します。

⑪ さらに，この薄層板に発色液を噴霧し，スポットの色および Rf 値を標準溶液が示すスポットと比較します。

　パラオキシ安息香酸，安息香酸，ソルビン酸，デヒドロ酢酸のスポットは，それぞれ赤紫色～青色になります。

水蒸気蒸留法
　水に溶けにくい物質が水の中にあるとき，この水に水蒸気を吹き込み，水蒸気とともに蒸留する方法を水蒸気蒸留法と呼びます。水の中にある物質が，普通の蒸留法では分解する恐れがあるものや沸点が高くて蒸留しにくいものの場合に，この方法を用いて，物質の分離精製をします。

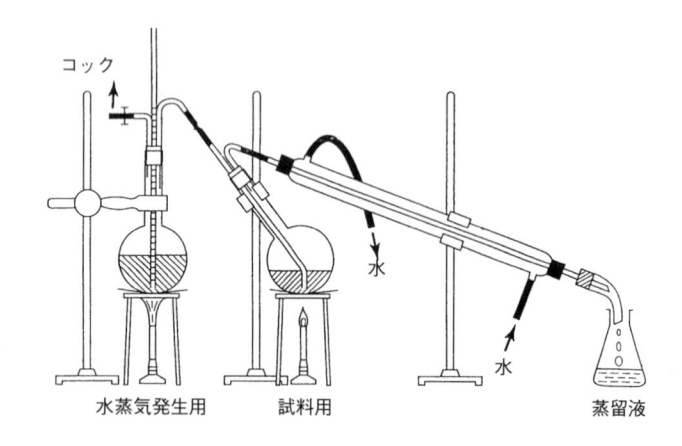

図 3-10　水蒸気蒸留装置

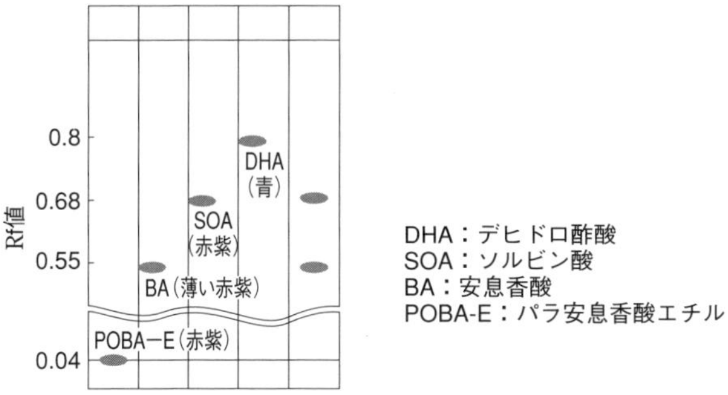

3 食品添加物試験

図3-11 保存料の薄層クロマトグラム

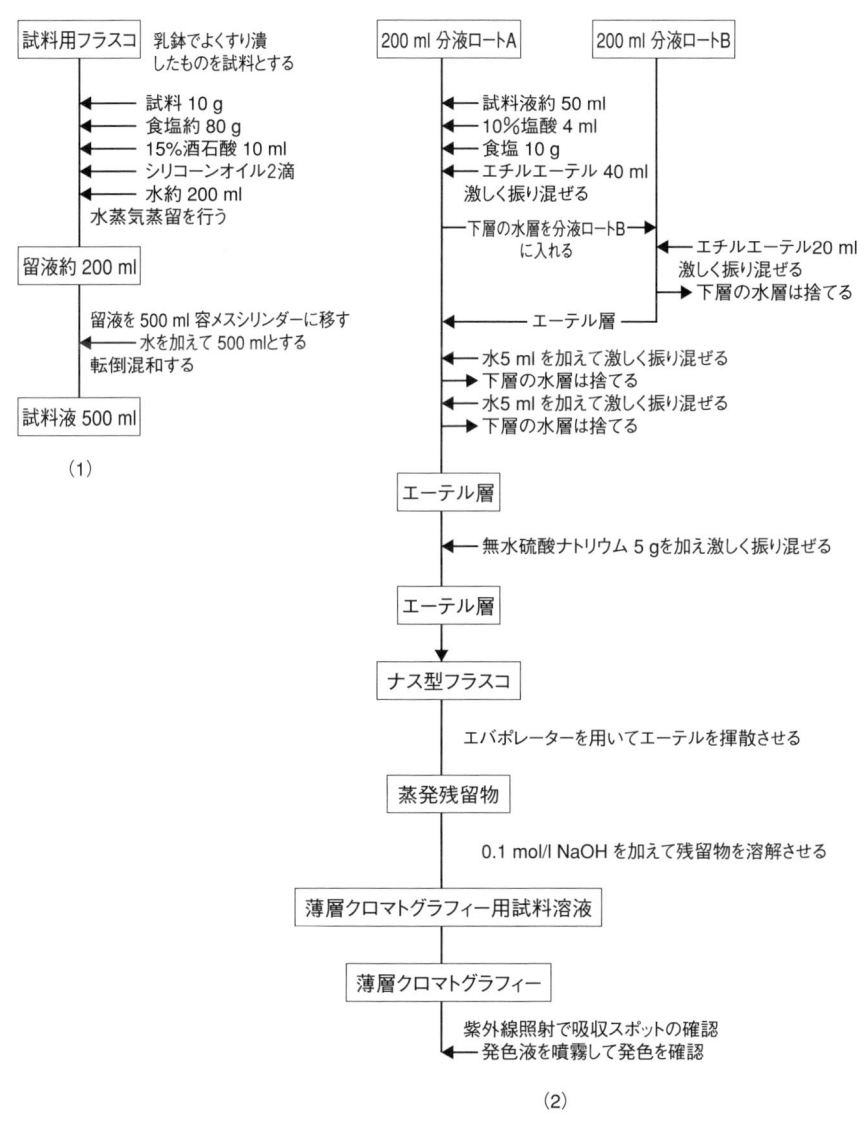

Rf値:
- DHA（青）: 0.80, 0.68
- SOA（赤紫）: 0.55
- BA（薄い赤紫）: 0.55
- POBA-E（赤紫）: 0.04

DHA：デヒドロ酢酸
SOA：ソルビン酸
BA：安息香酸
POBA-E：パラ安息香酸エチル

(1)
試料用フラスコ　← 乳鉢でよくすり潰したものを試料とする
- ← 試料 10 g
- ← 食塩約 80 g
- ← 15%酒石酸 10 ml
- ← シリコーンオイル 2滴
- ← 水約 200 ml
- 水蒸気蒸留を行う

留液約 200 ml
- 留液を 500 ml 容メスシリンダーに移す
- ← 水を加えて 500 ml とする
- 転倒混和する

試料液 500 ml

(2)
200 ml 分液ロート A
- ← 試料液約 50 ml
- ← 10%塩酸 4 ml
- ← 食塩 10 g
- ← エチルエーテル 40 ml
- 激しく振り混ぜる
- 下層の水層を分液ロート B に入れる

200 ml 分液ロート B
- ← エチルエーテル 20 ml
- 激しく振り混ぜる
- → 下層の水層は捨てる
- → エーテル層

- ← 水 5 ml を加えて激しく振り混ぜる
- → 下層の水層は捨てる
- ← 水 5 ml を加えて激しく振り混ぜる
- → 下層の水層は捨てる

エーテル層
- ← 無水硫酸ナトリウム 5 g を加え激しく振り混ぜる

エーテル層

ナス型フラスコ
- エバポレーターを用いてエーテルを揮散させる

蒸発残留物
- 0.1 mol/l NaOH を加えて残留物を溶解させる

薄層クロマトグラフィー用試料溶液

薄層クロマトグラフィー
- 紫外線照射で吸収スポットの確認
- ← 発色液を噴霧して発色を確認

図3-12 薄層クロマトグラフィーによる保存料の一括定性試験のフローチャート

3-4-2 チオバルビツール酸法によるソルビン酸の定性試験

試薬・用具

① 二クロム酸カリウム（$K_2Cr_2O_7$）溶液：二クロム酸カリウム 0.49 g を水に溶かして 1 L とします。
② 硫酸（H_2SO_4）溶液：濃硫酸 9 ml を水 1 L に含ませます。
③ 二クロム酸カリウム・硫酸溶液：二クロム酸カリウム溶液と硫酸溶液を等量混合します。
④ チオバルビツール酸溶液：2-チオバルビツール酸（$C_4H_4N_2O_2S \cdot H_2O$）0.6 g を加温しながら水に溶かして 100 ml とします。冷暗所に保存します（用時調製）。
⑤ 10 ml 目盛付試験管
⑥ 乳鉢

操作方法

① 試料 5 g を乳鉢にとり、よくすりつぶします。
② これをビーカーに移し、水 10 ml を加えて加熱します。
③ 溶液をろ過し、ろ液を試験溶液とします。
④ 試験溶液 2 ml を 10 ml 容試験管にとり、これに二クロム酸カリウム・硫酸溶液 2 ml を加え、沸騰水浴中で 5 分間加熱します。
⑤ さらに、チオバルビツール酸溶液 2 ml を加え、よく撹拌してから沸騰水浴中で 5 分間加熱します。
⑥ このとき、溶液中にソルビン酸が存在すれば、溶液は紅色になります。

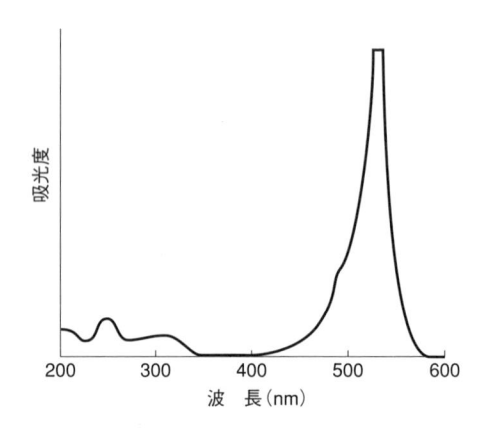

図 3-13 赤色色素のスペクトル

```
試料 約5 g ─── 乳鉢でよくすり潰したもの
  │
  │←── 水約 10 ml
  │    沸騰水浴中で約5分間，加熱
  │    冷却後，ろ過
  ↓
 ろ 液 ─── ろ液を試料液とする
  │         試料液を2 ml 試験管に採る
  ↓
 試料液
  │
  │←── 二クロム酸カリ・硫酸溶液 2 ml
  │    よく振り混ぜる
  │    沸騰水浴中で約5分間，加熱
  │←── チオバルビツール酸溶液 2 ml
  │    よく振り混ぜる
  │    沸騰水浴中で約10分間，加熱
  ↓
 試料液 ─── ソルビン酸が存在すれば赤色となる
```

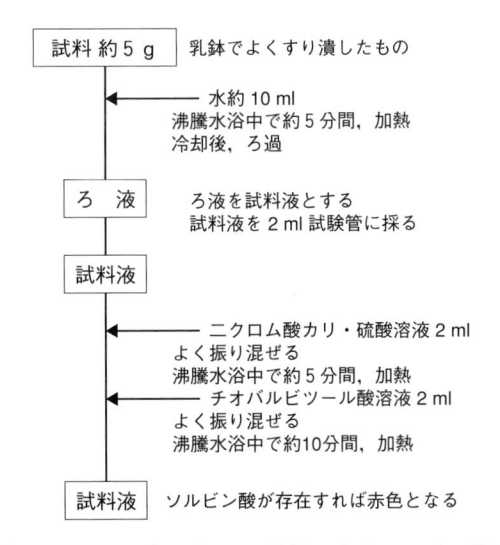

図 3-14 チオバルビツール酸法によるソルビン酸の
　　　　定性試験のフローチャート

3-4-3 チオバルビツール酸法によるソルビン酸の定量試験

試験法の概要

　食品中の保存料（ソルビン酸）を水蒸気蒸留し，この留液をチオバルビツール酸法により赤色に発色させて，波長 530 nm で比色定量します。この方法は，ソルビン酸と二クロム酸カリウムとを混合して過熱すると，マロンアルデヒドが生成し，このマロンアルデヒドはチオバルビツール酸試薬と反応して 532 nm に極大吸収をもつ紅色の物質をつくります。そこで，この物質の量を測定してソルビン酸を検査するものです。

図 3-15 チオバルビツール酸反応式

試　薬

① 塩化ナトリウム
② シリコーン樹脂：消泡の目的で使用します。
③ 15％酒石酸（$C_4H_6O_6$）溶液：酒石酸 15 g を水に溶かして 100 ml とします。
④ 二クロム酸カリウム（$K_2Cr_2O_7$）溶液：二クロム酸カリウム 0.49 g を水に溶かして 1,000 ml とします。
⑤ 硫酸（H_2SO_4）溶液：濃硫酸 9 ml を水に溶かして 1,000 ml とします。
⑥ 二クロム酸カリウム・硫酸溶液：二クロム酸カリウム溶液と硫酸溶液を等量混合します。
⑦ チオバルビツール酸（$C_4H_4N_2O_2S \cdot H_2O$）溶液：チオバルビツール酸 0.6 g を加温しながら水に溶かして 100 ml とします。冷暗所に保存します（用時調製）。
⑧ 0.1％ソルビン酸カリウム（$CH_3CH=CHCH=CHCOOK$）標準原液：ソルビン酸カリウム 1 g を水に溶かして 100 ml とします。
⑨ 水蒸気蒸留装置：図 3-10 を参照

操作方法

① 試料をよくすり潰した後，10 g を正確に量りビーカーに入れます。これに水 100 ml を加えてよくかき混ぜ，中和します。
② ①の液を図 3-10 のような水蒸気蒸留装置の 500 ml 容フラスコに移します。ここに塩化ナトリウム 80 g，15％酒石酸溶液 5 ml，シリコーン樹脂 1 滴を加えた後，全量を水で約 200 ml とします。
③ ②の液を毎分約 10 ml の流出速度で水蒸気蒸留し，留液約 250 ml を採取します。
④ これに水を加えて，正確に 500 ml とし，試料液とします。
⑤ 10 ml の目盛付き試験管に試料液を 2 ml とり，これに二クロム酸カリウム・硫酸溶液 2 ml を加えます。
⑥ ガラス玉で⑤の試験管それぞれに蓋をし，沸騰水浴中で 5 分間加熱します。
⑦ これにチオバルビツール酸溶液 2 ml を加えて，さらに 10 分間沸騰水浴中で加熱します。
⑧ これを流水中で冷却して測定液とします。
⑨ 吸光度が 0.25 を超えた場合は，試料液を適宜希釈して⑤〜⑧の操作を行います。
⑩ 試料液 2 ml の代わりに水 2 ml についても，⑤，⑥，⑦，⑧の操作を行い，空測定液とします。

⑪ 空測定液を対照として，⑧で得た測定液について波長 530 nm における吸光度を測定します。

⑫ この吸光度と検量線から，試料中のソルビン酸の量を測定します。

検量線

① 標準液：ソルビン酸標準原液 1.0 ml に水を加えて正確に 100 ml とします。この液 20 ml に水を加えて正確に 200 ml として，ソルビン酸カリウム標準液とします。この標準液のソルビン酸カリウム濃度は 10 μg/ml です。

　この標準液の 0，5，10，15，20，25，30，35 ml をとり，それぞれを 200 ml に定容します。このときソルビン酸カリウムは，2 ml 中にそれぞれ 0，0.5，1.0，1.5，2.0，2.5，3.0，3.5 μg 含まれています。

② ①の各標準液の 2 ml について，操作方法の⑤～⑩と同様の操作を行います。

③ ②で得た吸光度を縦軸に，ソルビン酸カリウム濃度を横軸にとって，検量線を作成します。

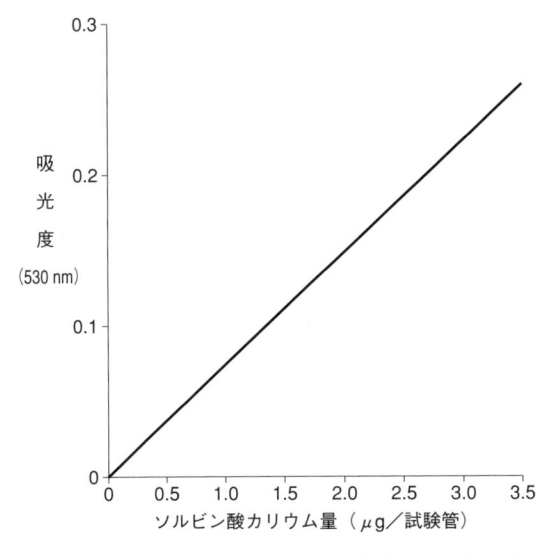

図 3-16　チオバルビツール酸法による検量線

ソルビン酸含量の計算

試料中のソルビン酸含有量 W(g/kg) は，次式により求められます。

$$W(\text{g/kg}) = a \times 1/2 \times 500 \times 1/S \times 1{,}000/1{,}000{,}000 \times 1/1.34 \times d$$

a：検量線から求めたソルビン酸カリウム量（μg）

S：試料採取量（g）

d：操作方法⑨で希釈した場合は，その希釈倍数

試料液の調製

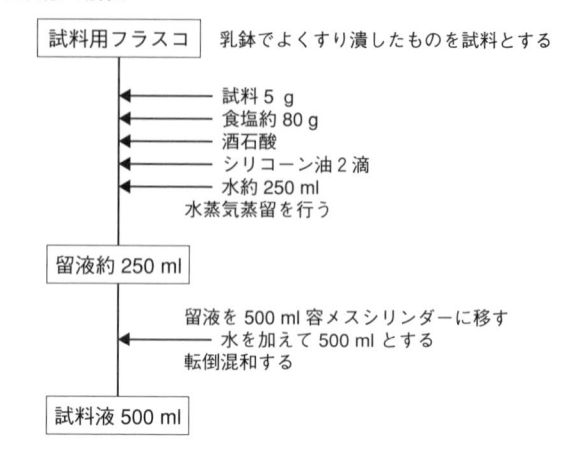

試料用フラスコ ── 乳鉢でよくすり潰したものを試料とする

- 試料 5 g
- 食塩約 80 g
- 酒石酸
- シリコーン油 2 滴
- 水約 250 ml
- 水蒸気蒸留を行う

留液約 250 ml

- 留液を 500 ml 容メスシリンダーに移す
- 水を加えて 500 ml とする
- 転倒混和する

試料液 500 ml

測定

試料液 2 ml／標準液各 2 ml

- 各試験管をガラス玉で蓋する
- ニクロム酸カリ硫酸溶液 2 ml
- よく振り混ぜる
- 沸騰水浴中で 5 分間加熱
- チオバルビツール酸溶液 2 ml
- よく振り混ぜる
- 沸騰水浴中で 10 分間加熱
- 室温まで冷却

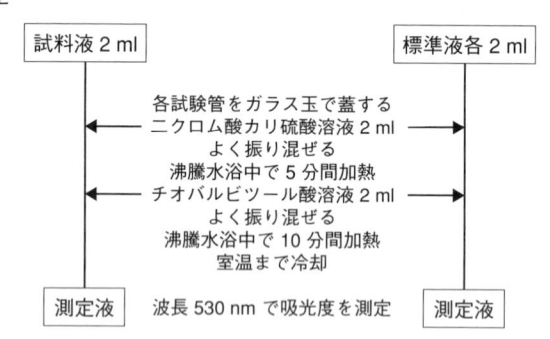

測定液　波長 530 nm で吸光度を測定　測定液

図 3-17　チオバルビツール酸反応の原理

3-5　殺菌料　過酸化水素（H_2O_2）の試験法

H_2O_2 には強力な殺菌および漂白作用があるのみならず，水に溶解しやすいので，しらすぼし，うどん，かまぼこなどに広く用いられてきました。しかし，「最終食品の完成前に残留した過酸化水素は分解し，又は除去しなければならない」と使用基準が改められたため，H_2O_2 はかずのこ以外には事実上使用できなくなりました。かずのこでは，寄生虫（アニサキス）の除去や血すじなどの漂白のために用いられています。この場合，最終食品に残存しないよう H_2O_2 を使用した後，H_2O_2 分解酵素のカタラーゼで処理を行っています。

食品衛生検査指針では，食品中の過酸化水素を，カタラーゼ処理してその際に生成する酸素を，酸素電極装置により測定する定量法が採用さ

れています。

しかし，前記のように過酸化水素は，完成品から検出してはならないので，まず定性試験で検出されないことが重要です。ここでは硫酸チタンを用いた定性試験を説明します。

■定性試験法（硫酸チタン法）

試　薬

① 5％硫酸チタン[$Ti(SO_4)_2$]溶液：市販の $Ti(SO_4)_2$ 水溶液に水を加えて，5％溶液とします。
$Ti(SO_4)_2$ 水溶液には，20％程度のものから40％以上のものまで市販されていますので，この水溶液を希釈して用います。

試験操作

試料の表面，またはナイフで切った新しい切片面に5％ $Ti(SO_4)_2$ 水溶液を滴下して潤すと，H_2O_2 があれば試料表面が淡黄褐色を呈します。また，試験管に $Ti(SO_4)_2$ 溶液を約3 ml とり，これに試料の小片を入れて湿潤しても，$Ti(SO_4)_2$ 溶液が淡黄褐色を呈し，H_2O_2 の存在を確認できるので現場検査に利用できます。[*1]

発色の機構

$Ti(SO_4)_2$ と H_2O_2 との反応機構は，下式のとおりです。

$$Ti^{4+} + H_2O_2 + 2SO_4^{2-} \longrightarrow [TiO_2(SO_4)_2]^{2-} + 2H^+$$

この反応の検出限界濃度は，H_2O_2 水溶液では約 10 mg/l です。

[*1] 試料の内部に残存する H_2O_2 が反応するまでに時間を要することがあります。最終判定は，$Ti(SO_4)_2$ 水溶液に湿潤後，15分以上経過したものについてする必要があります。

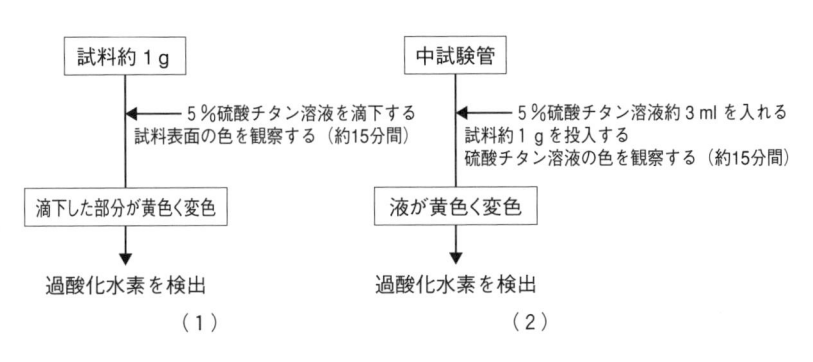

```
┌─────────────┐              ┌─────────────┐
│ 試料約1 g   │              │ 中試験管    │
└─────────────┘              └─────────────┘
       │ ←5％硫酸チタン溶液を滴下する        │ ←5％硫酸チタン溶液約3 ml を入れる
       │  試料表面の色を観察する（約15分間）   │  試料約1 g を投入する
       │                                      │  硫酸チタン溶液の色を観察する（約15分間）
       ▼                                      ▼
┌─────────────────┐          ┌─────────────────┐
│ 滴下した部分が黄色く変色 │    │ 液が黄色く変色     │
└─────────────────┘          └─────────────────┘
       │                                      │
       ▼                                      ▼
┌─────────────────┐          ┌─────────────────┐
│ 過酸化水素を検出      │          │ 過酸化水素を検出      │
└─────────────────┘          └─────────────────┘
         （1）                             （2）
```

図 3-18　硫酸チタンを用いた過酸化水素 H_2O_2 定性試験のフローチャート

3-6 甘味料の試験法

　食品に使用される人工甘味料は，歴史的には砂糖の代用品として使用されてきました．しかし，最近は肥満予防や糖尿病患者などカロリー制限を必要とする人にとって重要なものともなっています．

　食品添加物としての甘味料には，アスパルテーム，アセスルファムカリウム，キシリトール，グリチルリチン酸二ナトリウム，サッカリン，スクラロース，D-ソルビトールなどがあり，甘味の点では，砂糖に比べて非常に強いものから弱いものまで様々です．

　本書では，食品中のアスパルテームおよびサッカリンナトリウムについて甘味料の定性試験を実施します．

3-6-1　アスパルテームの定性試験

　アスパルテーム Aspartame は，アミノ酸の L-フェニルアラニンと L-アスパラギン酸とが結合したジペプチドで，次の分子式が示されています．

$$C_{14}H_{18}N_2O_5$$

　アスパルテームは粉末状では安定で長期間の保存に耐えますが，水溶液中ではpHや温度の影響を受けやすく，pH 6以上の食品への添加あるいは加熱調理によって分解し，甘味が失われてしまいます．化学的合成品の食品への添加は食品衛生法で厳しく規制されていますが，この人工甘味料は，昭和58年8月27日付けで食品に使用することが認められました．アスパルテームは砂糖の200倍の甘味があるのに加えて，呈味や風味などをよくすることもあり，炭酸飲料やコーヒーをはじめ多くの食品に使用されています．しかし，前記のように温度やpHの条件によっては甘味が期待できない場合もあり，使用範囲がやや限られます．

　食品中のアスパルテームの分析には，高速液体クロマトグラフィーやアミノ酸自動分析器を使用する方法が用いられています．しかし，本書の趣旨から薄層クロマトグラフィーを用いた定性試験を行うことにしました．

試験法の概要

　食品中のアスパルテームをメタノール - 水混液を用いて抽出し，それを遠心分離後ろ過したものを試験溶液とし，これを薄層クロマトグラフィーで分離します．これにフルオレスカミンを噴霧して，生成した物質が365 nmの紫外線照射により蛍光を発することで検出するものです．この方法による検出限界は10 ngです．

試薬・用具

① メタノール
② メタノール・水混液：メタノールと水の等量混液
③ アスパルテーム標準原液：アスパルテーム 100 mg を水で溶かして 100 ml とします。
④ アスパルテーム標準溶液：アスパルテーム標準原液を 10 倍希釈します。
⑤ 展開溶媒：1％酢酸：メタノール＝6：4
⑥ 薄層板：シリカゲル 60 シラナイズドプレート，20×20 cm のもの
⑦ 発色試薬：フルオレスカミン 30 mg をアセトン 100 ml に溶解します。
⑧ 紫外線照射器：365 nm の紫外線を放射するもの

試料溶液の調製

液体試料：試料 20 ml にメタノール・水混液で 100 ml とし，試料溶液とします。

固体および半固体試料：試料 20 g にメタノール・水混液 40 ml を加えて，5 分間ホモジナイズした後，メタノール・水混液で 100 ml として良く混和します。これを 3,000 rpm で 5 分間遠心分離した後，得られた上澄液をろ過し，試料溶液とします。

アイスクリーム類：試料 20 g にメタノール 50 ml を加えてホモジナイズした後，水を加えて 100 ml として良く混和します。これを 3,000 rpm で 5 分間遠心分離し得られた上澄液をろ過し，試料溶液とします。

薄層クロマトグラフィー

① 試料溶液および標準溶液それぞれの 5 μl を薄層板に塗布します。
② これを展開溶媒で約 15 cm 展開します。
③ 良く風乾した後，発色試薬（フルオレスカミン）を噴霧して後，5 分間放置します。
④ よく風乾してから紫外線を照射します。
⑤ アスパルテームが存在すれば，Rf 値 0.5 付近に蛍光スポットが確認できます。

試料溶液の調製

```
液体試料20 g          固体試料20 g          アイスクリーム試料20 g
    │                   │                      │
    │ メタノール・水混液  │ メタノール・水混液   │ メタノール50 mlを
    │ 100 mlを加え良く   │ 40 mlを加えて5分間   │ 加えて5分間ホモジ
    │ 混和する           │ ホモジナイズする     │ ナイズする
    │                   │ メタノール・水混液   │ 水を加えて100 mlに
    │                   │ を加えて100 mlと     │ する
    │                   │ する                 │
    │                   │ 5分間遠心分離        │ 5分間遠心分離
    │                   │ ろ液                 │ ろ液
    ▼                   ▼                      ▼
 試料溶液             試料溶液                試料溶液
```

薄層クロマトグラフィー

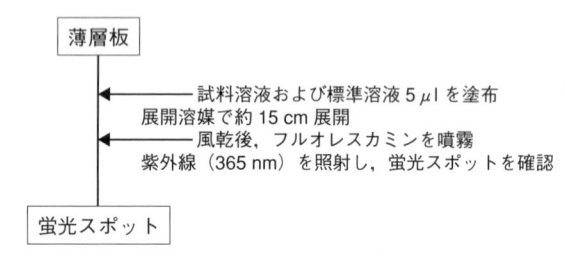

```
薄層板
  │ 試料溶液および標準溶液5 μlを塗布
  │ 展開溶媒で約15 cm展開
  │ 風乾後,フルオレスカミンを噴霧
  │ 紫外線(365 nm)を照射し,蛍光スポットを確認
  ▼
蛍光スポット
```

図3-19 アスパルテーム定性試験のフローチャート

3-6-2 サッカリンナトリウムの定性試験

　サッカリンは古くから使用されてきた甘味料で,その甘味は砂糖の500倍といわれていますから,サッカリン60 mgの甘味は砂糖30 gの甘味に相当します。サッカリンのナトリウム塩は溶性サッカリンともいわれ,水に溶けやすくなります。この水溶液は食品に添加したときは安定ですが,その食品を高温下で加熱し続けると徐々に分解して苦味を呈するようになります。

　サッカリンナトリウムは,厚生労働省の省令および告示によって,使用対象となる食品および使用量についての基準が以下のように規定されています。

食品中のサッカリン残存量

食品	残存量
こうじ漬,酢漬,たくあん漬：	2.0 g/kg 以下
粉末清涼飲料,はっ酵乳など：	1.5 g/kg 以下
かす漬,みそ漬,しょう油漬,魚介加工品など：	1.2 g/kg 以下
酢では：	0.90 g/kg
海藻加工品,しょう油,つくだ煮,煮豆：	0.50 g/kg 以下
魚肉ねり製品,シロップ,酢,清涼飲料水,ソース,乳飲料,乳酸菌飲料：	0.30 g/kg 以下
アイスクリーム類,あん類,ジャム,漬物,はっ酵乳,フラワーペースト類,みそ,魚介加工品の缶詰,瓶詰：	0.20 g/kg 以下
これら以外の食品：	0.20 g/kg 以下

「特別用途食品の許可または承認を受けた場合はこの限りではない」との除外規定もあります。

試薬・用具

① 透析用溶液：水酸化ナトリウム 0.8 g を水に溶かして 1 L とします（0.02 mol/l）。
② 10 % 塩酸：濃塩酸 10 ml に水を加えて 35 ml とします。
③ 0.1 mol/l 水酸化ナトリウム：水酸化ナトリウム 4 g を水に溶かして 1 L とします。
④ 酢酸エチル
⑤ 食塩
⑥ 濃アンモニア水
⑦ 無水硫酸ナトリウム
⑧ 発色試薬：0.2 % メチルレッドエタノール溶液と 0.1 % ブロムクレゾールグリーンエタノール溶液の混液（3：2）
⑨ 展開溶媒：n-ブタノール：濃アンモニア水（9：1）
⑩ セロハンチューブ：透析用セルロースチューブ，36/32 のもの
⑪ 薄層板：シリカゲル薄層板
⑫ サッカリンナトリウム標準溶液：サッカリンナトリウム 20 mg を水 10 ml に溶かします。
⑬ 紫外線放射器：254 nm を放射する紫外線照射灯
⑭ 分液ロート：300 ml 容

試料溶液の調製

① 液状試料：試料約 50 ml をとり，透析用溶液 30 ml を加えてセロハンチューブに移します。
   半流動状または固形試料：試料約 20 g をとり，よくすり潰した後，透析用溶液 30 ml を加えてセロハンチューブに移します。
② セロハンチューブの上端を密封してメスシリンダーに入れ，これに透析用溶液を入れて 200 ml とします。
③ ときどき揺り動かしながら室温で 24 時間透析します。

試料溶液の精製

① 透析外液を分液ロートにとり，10 % 塩酸 5 ml を加えて酸性とし，これに食塩 10 g を加えてよく振り混ぜて食塩を溶解し，これに酢酸エチル 40 ml を加えます。
② 分液ロートを激しく振って抽出します。

③ しばらく放置して，液が 2 層に分離するのを待ちます。
④ 下層を別の分液ロートに移し，これに酢酸エチルを加えます。
⑤ ②③の操作を行います。
⑥ 下層の水層を捨てます。
⑦ 上層の酢酸エチルを元の分液ロート④中の酢酸エチルに合わせます
⑧ 分液ロート中の酢酸エチルに水 20 ml を加え，激しく振ります。
⑨ 下層の水層を捨てます。
⑩ 分液ロート中の酢酸エチルに無水硫酸ナトリウム約 5 g を加えてよく振り混ぜ，酢酸エチル中に残存している水分を除去（脱水）します。
⑪ 酢酸エチルを蒸留用フラスコに移し，エバポレーターで酢酸エチルを留去します。
⑫ 蒸留フラスコ内の残留物を 0.1 mol/l 水酸化ナトリウム 1 ml で溶かし，薄層クロマトグラフィー用試料溶液とします。

薄層クロマトグラフィー

① 薄層板の両端 5 mm をあけて，下端から 1 cm の原点上に 8 mm 間隔で，薄層クロマトグラフィー用試料液を約 10 μl スポットします。
② 薄層板の原点上に試料液と標準溶液を並べてスポットします。
③ 風乾してから，展開溶媒が薄層板の上端から 5 mm 下に達するまで展開します。
④ 展開後，薄層板を取り出し，風乾します。
⑤ 薄層板に暗箱内で紫外線を照射しながら蛍光スポットの有無を確認します。このときの Rf 値は 0.34 付近です。
⑥ 薄層板に発色試薬を噴霧すると，サッカリンは呈色します。

薄層クロマトグラフィー用試料液の調製

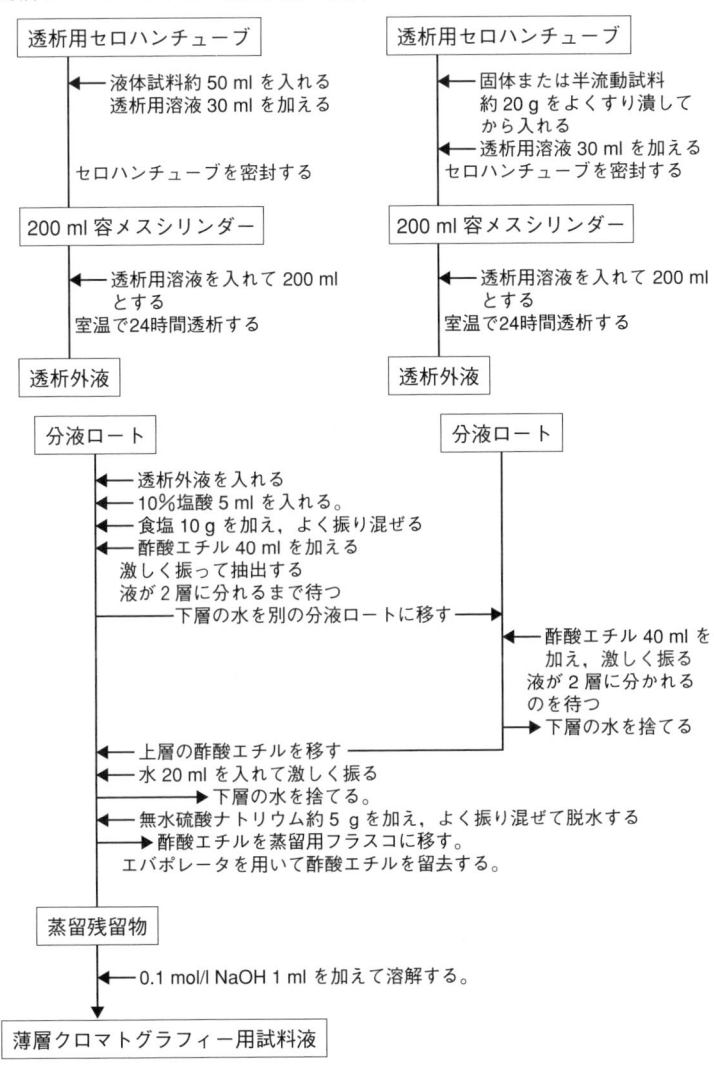

```
透析用セロハンチューブ                          透析用セロハンチューブ
    ↓ ← 液体試料約 50 ml を入れる                    ↓ ← 固体または半流動試料
      透析用溶液 30 ml を加える                          約 20 g をよくすり潰して
                                                      から入れる
      セロハンチューブを密封する                   ← 透析用溶液 30 ml を加える
                                                    セロハンチューブを密封する
200 ml 容メスシリンダー                          200 ml 容メスシリンダー
    ↓ ← 透析用溶液を入れて 200 ml                    ↓ ← 透析用溶液を入れて 200 ml
         とする                                         とする
      室温で24時間透析する                            室温で24時間透析する
透析外液                                         透析外液
    ↓                                               ↓
分液ロート                                       分液ロート
    ↓ ← 透析外液を入れる
      ← 10％塩酸 5 ml を入れる。
      ← 食塩 10 g を加え，よく振り混ぜる
      ← 酢酸エチル 40 ml を加える
        激しく振って抽出する
        液が 2 層に分れるまで待つ
        ── 下層の水を別の分液ロートに移す ──→
                                              ← 酢酸エチル 40 ml を
                                                 加え，激しく振る
                                                 液が 2 層に分かれる
                                                 のを待つ
                                              → 下層の水を捨てる
      ← 上層の酢酸エチルを移す ───────
      ← 水 20 ml を入れて激しく振る
        → 下層の水を捨てる。
      ← 無水硫酸ナトリウム約 5 g を加え，よく振り混ぜて脱水する
        → 酢酸エチルを蒸留用フラスコに移す。
          エバポレータを用いて酢酸エチルを留去する。
蒸留残留物
    ↓ ← 0.1 mol/l NaOH 1 ml を加えて溶解する。
薄層クロマトグラフィー用試料液
```

薄層クロマトグラフィー

```
シリカゲル薄層板
    ↓ ← 薄層クロマトグラフィー用試料液
         10 μl をスポットする。
      ← 標準液 10 μl をスポットする。
        展開する。
        展開後，風乾する。
        254 nm の紫外線を照射する。
蛍光スポット
    ↓ ← 発色試薬を噴霧する
サッカリンのスポットは呈色する
```

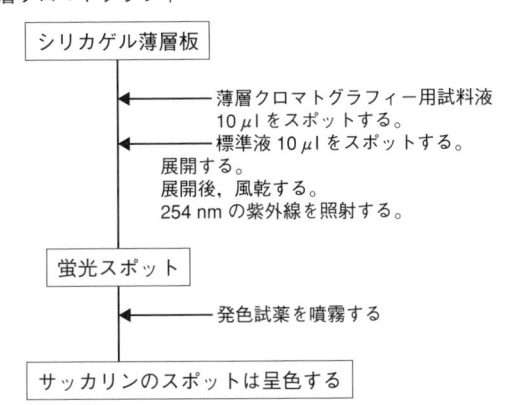

図 3-20　サッカリンナトリウム定性試験のフローチャート

4　変質物の測定

4-1　魚肉の化学的鮮度判定法

　食品の品質，特に新鮮さの度合いや腐敗の程度については，五感による官能的判定が日常的に行われています。しかし官能的判定法は，特別な試薬や器具を使用しない簡便な方法ですが数値化しにくく客観性に欠けるきらいがあります。一方，食品の鮮度を数値化する方法には，食品中の細菌数の測定や，食品の劣化，褐変，変敗など，食品が種々の化学変化を受けて生じた物質量を測定する方法があります。

　魚介類などタンパク質を主成分とする食品の鮮度を化学的に数値化する方法には，揮発性塩基窒素化合物（VBN）量の測定やK値を測定する方法があります。

　VBN量を測定する方法は，微生物の増殖に伴う腐敗によって生成したアンモニアやトリメチルアミンなどの窒素化合物量を測定するものです。一方，K値は，筋肉中のATP（アデノシン三リン酸）関連物質が酵素により分解して生成したイノシンやヒポキサンチン量を，ATPおよびその分解物全量に対してどの程度かを，比率（K値）で表す方法です。

4-1-1　揮発性塩基窒素（VBN，Volatile Basic Nitrogen)の定量

　魚介類の鮮度判定に最も一般的に行われている方法は，揮発性塩基窒素（VBN）量の測定です。

　VBNとは，食品をアルカリ性としたときに揮発する窒素化合物の総称で，魚介類では，アンモニア，トリメチルアミン，ジメチルアミンなどがこれに相当します。

　VBNは，食品中のタンパク質やアミノ酸が微生物により分解された場合に発生するもので，VBNのうちのアンモニアは，アミノ酸から次式のような化学反応によって生成します。

$$H_2NCRHCOOH \longrightarrow HCRHCOOH + NH_3$$

VBN の量は腐敗の進行度に比例するので，以下のような関係が知られています。

    きわめて新鮮な魚肉： 5 〜 10 Nmg %
    普通の新鮮な魚肉 ：15 〜 20 Nmg %
    初期腐敗の魚肉 ：30 〜 40 Nmg %
    腐敗した魚肉   ：50 Nmg % 以上

しかし，サメ，エイなどの板鰓類では，ごく新鮮なものでも VBN が 100 mg を超える場合が多いので，この関係は適用されません。

魚肉中の VBN 量を調べる一般的な方法に，コンウェイ拡散器を用いた微量拡散法があります。

原 理

水溶液中の VBN は，溶液をアルカリ性にするとガス状になります。この性質を利用して，試料から抽出した試料液をアルカリ性にし，発生する VBN ガスをホウ酸溶液中に捕集します。この捕集液中に溶け込んだ VBN を 0.01 mol/l 硫酸で中和滴定して，VBN 量を測定します。

機器，試薬

① コンウエイ拡散器（Conway Unit）：図 4-1 のような硬質ガラス製容器で，内側は，円形のガラス壁で内室および外室に区分されています。すり合わせの蓋に気密剤のグリセリンを塗布して，締め金で挟むことにより気密性が保持されます。
② 水平ミクロビュレット：図 4-2 のような滴定びんで，全容量は 0.15 ml，最小目盛量は 0.002 ml です。
③ トリクロール酢酸（CCl_3COOH）溶液：トリクロール酢酸 20 g を水に溶かして 100 ml とします。
④ ホウ酸（H_3BO_3）吸収液：ホウ酸 1 g を 100 ml メスフラスコに採り，これにエタノール 20 ml を加えて溶かし，⑤の混合指示薬 1 ml を加えた後，標線まで水を満たします。長期保存のときには，冷暗所に貯えます。
⑤ 混合指示薬*：0.066 % メチルレッド（MR）エタノール溶液と 0.066 % ブロムクレゾールグリーン（BCG）エタノール溶液を等量混合します。
⑥ 炭酸カリウム（K_2CO_3）飽和溶液：水 100 ml に炭酸カリウム 120 g を加えて加熱溶解し，放冷後，その上澄み液を使用します。

* 指示薬の変色域は，赤 pH 5.7 〜 6.1 緑です。

⑦ 気密剤：グリセリン
⑧ 0.01 mol/l 硫酸：市販の 1 mol/l 硫酸を 100 倍に希釈後，力価（ファクター）を評定して，水平ビュレットのびんに貯えます。

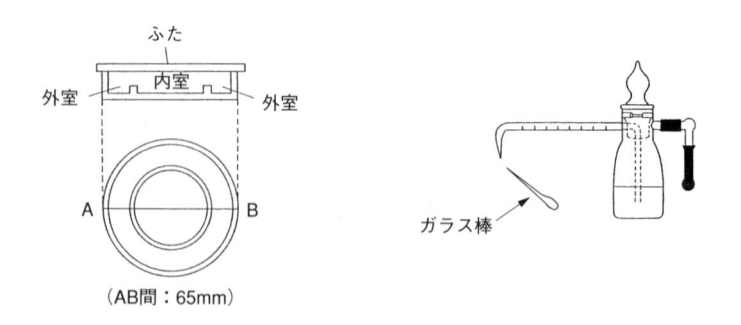

図 4-1　コンウエイ拡散器　　　図 4-2　水平ビュレット

> 試料および試験溶液の調製

　魚肉を細切し，その 10 g を乳鉢でよくすり潰します。これに少量の水を加えてよくかき混ぜた後，トリクロル酢酸溶液 10 ml を加えてさらによく混ぜ，100 ml 容メスシリンダーに洗い込んで定容します。これをよく振り混ぜた後，10 分間放置し，目の粗いろ紙でろ過して，ろ液を試験溶液とします。

> 試験操作

① コンウエイ拡散器の内室にホウ酸吸収液 1.0 ml 注入し，外室内には試験溶液 1.0 ml を正確に注入します。
② 前もってコンウエイ拡散器のすり合わせの部分に気密剤を少量塗布した蓋を，コンウエイ拡散器の容器上に置きます。
③ 次いで，駒込ピペットの先端が入る程度に蓋をずらして隙間を作り，その隙間から炭酸カリウム飽和溶液 1 ml を外室の中へ手早く注入します。直ちに蓋をして締め金で密閉します。
④ 次にコンウエイ拡散器を水平方向に静かに動かして，外室の試験溶液と炭酸カリウム飽和溶液をよく混合します。これを 35 ℃の孵卵器中で 80 分間放置します。
⑤ 放置後，静かに蓋を取り，0.01 mol/l 硫酸を入れた水平ミクロビュレットを用いて，内室（吸収液中）の VBN を滴定します。
　このとき，ホウ酸吸収液は緑変していますが，0.01 mol/l 硫酸の注入に従いほとんど無色となり，次いで微紫紅色となります。この色調を示した時が滴定の終末点で，水平ミクロビュレット内の滴定に使用した 0.01 mol/l 硫酸の ml 数を求めます。

0.01 mol/l 硫酸のファクターを 1 とすると，0.01 mol/l 硫酸 1 ml は VBN 0.28 mg に相当します。

計　算

VBN 量（N mg %）＝ $0.28 \times (X - b) \times f \times 100 / 0.1$

　　X：滴定値(ml)
　　b：空試験液の滴定値(ml)
　　f：0.01 mol/l 硫酸のファクター
　　0.1：試験溶液 1 ml に相当する試料量（g）

試験例

以上のように，コンウエイ拡散器を用いた方法で VBN 量を調べた結果，滴定値が 0.05 ml だったとすると，1ml の試料液中の VBN 量は 0.014 mg となります。この数値は，マグロの刺身 10 g を処理して 100 ml の試料液とし，その 1 ml を用いて定量したのですから，この 1 ml 中の VBN 量はマグロの刺身 0.1 g 中の VBN 量に相当します。したがって，マグロの刺身 100 g 中の VBN 量は 14 mg となります。ですから，このマグロの VBN 濃度は 14 Nmg % と計算できます。

試料液の調製

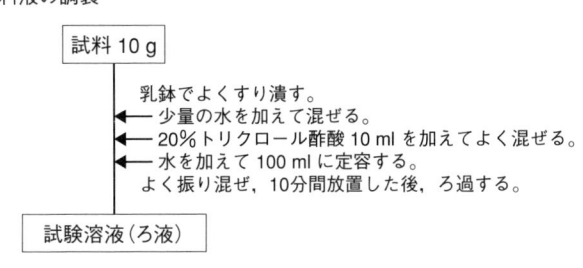

試料 10 g
　　← 乳鉢でよくすり潰す。
　　← 少量の水を加えて混ぜる。
　　← 20％トリクロール酢酸 10 ml を加えてよく混ぜる。
　　← 水を加えて 100 ml に定容する。
　　　よく振り混ぜ，10分間放置した後，ろ過する。
試験溶液（ろ液）

測　定

コンウエイ拡散器
　　　コンウエイ拡散器のすり合わせ部分に気密剤を少量塗布して蓋をのせておく。
　　← 試験溶液 1 ml を外室に入れる。
　　← ホウ酸吸収液 1 ml を内室に入れる。
　　← K_2CO_3 飽和溶液 1 ml を外室にいれる。
　　　蓋でしっかりと密封する。
　　　外室の液を混和する。
　　　35℃の孵卵器中で，80分間放置する。
　　← 内室の吸収液を 0.01 mol/l 硫酸で滴定する。
　　　吸収液が緑色 → ほとんど無色 → 微紫紅色に変化。
滴定値 X

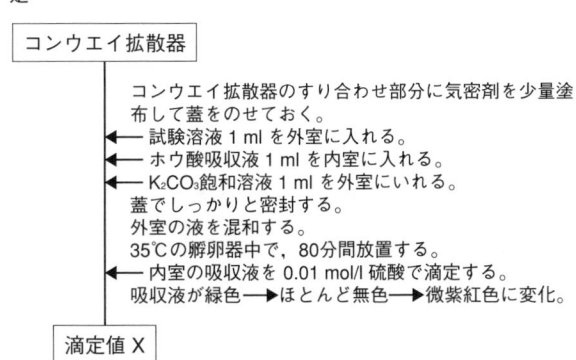

図 4-3　VBN 量測定法のフローチャート

4-1-2 K値による鮮度判定法

腐敗に伴うVBNが生じる以前の状態を知る方法が、K値の測定です。すなわち、死後の自己消化の過程を知る方法で、K値による鮮度判定法は、VBN量の測定では知ることのできない真の新鮮度を測定する方法といえます。

筋肉中には、動物が生きていくために必要なエネルギー源のアデノシン三リン酸(ATP)があります。動物が死ぬとしばらくして死後硬直が始まり、次いで軟化、すなわち自己消化へと移行します。魚類では、これらの過程で、アデノシン三リン酸（ATP）→アデノシン二リン酸（ADP）→アデノシン一リン酸（AMP）→イノシン酸（IMP）→イノシン（HxR）→ヒポキサンチン（Hx）の経路で分解していきます。

ATPは、図4-4のようにアデノシンに3つのリン酸基が結合しているものです。ADPは、ATP 1分子から1個のリン酸基（HPO_3）が、AMPは2個のリン酸基が外れたものです。

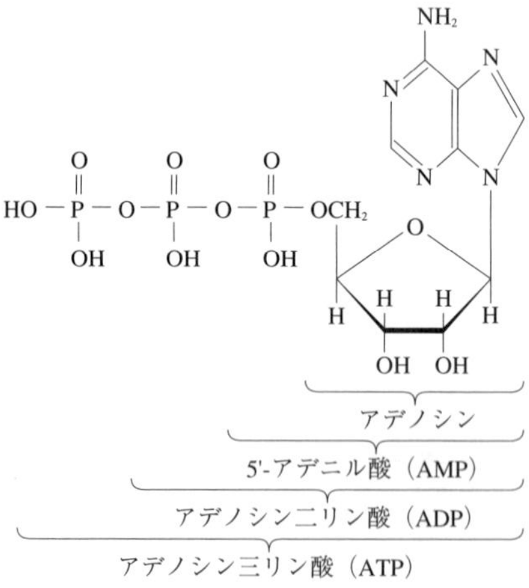

図4-4　ATP、ADP、AMPの構造式 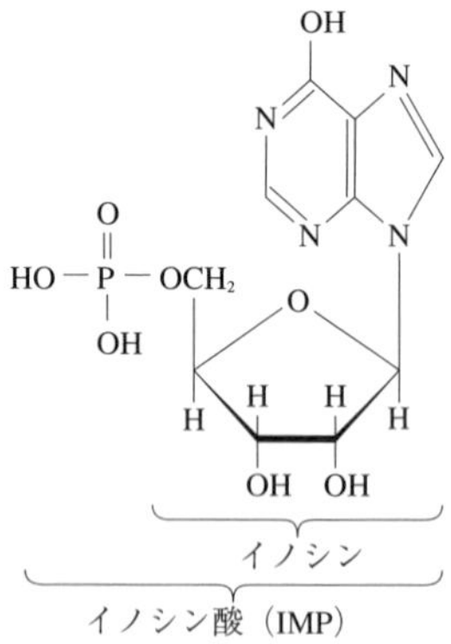　　図4-5　HxR、IMPの構造式

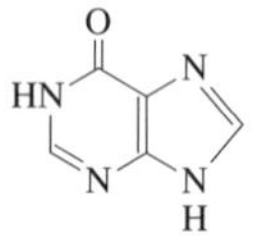

図4-6　Hxの構造式

魚は死後、数時間経過した頃から、筋肉を収縮させ、死後硬直が始まります。硬直に続いて自己消化が始まると筋肉は徐々に軟化してきます。自己消化がさらに進むと細菌が増殖しやすくなり、腐敗が進行します。

ATP関連物質の消長は、死後硬直後の自己消化が始まる頃にはATPはほとんどなくなり、代わりに旨み要素であるイノシン酸（IMP）量が

最大になります。次いで，IMPが徐々に減少し，イノシン（HxR）やヒポキサンチン（Hx）が増加してきます。この過程を模式的に表したものが，図4-7です。

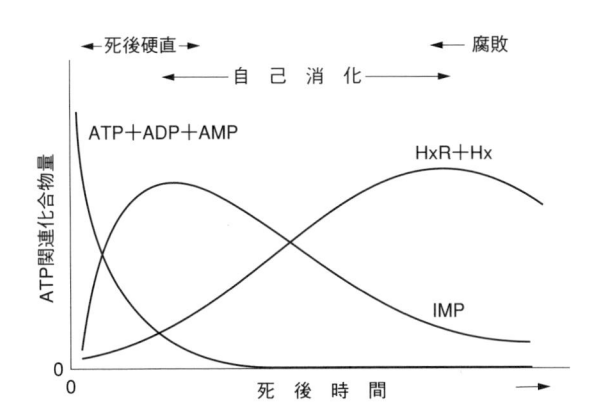

図4-7　魚肉中の死後におけるATP関連物質の消長（模式図）

ATP，ADP，AMPおよびIMPには，上に記したようにリン酸基が結合していますが，HxRとHxには結合していません。この性質を利用して，HxRとHxの合計がATP関連物質の全体の量の何％であるかを測定することができます。

K値は，値が小さいほど鮮度が良く，即殺魚のK値は，10％以下を示し，刺身用のもので20％程度，市販の魚では平均35％前後です。

K値は，次式で表されます。

$$K値（\%） = \frac{HxR + Hx}{ATP + ADP + AMP + IMP + HxR + Hx}$$

(1) ミニカラムによるK値の簡易定量法

この定量法は，イオン交換樹脂を用いて，リン酸基を持つATP関連物質とリン酸基を持たないイノシンおよびヒポキサンチンとを分離し，両者の量を比較する方法です。

試薬・用具

① 過塩素酸溶液：過塩素酸（$HClO_4 \cdot 3H_2O$，PCA）7gを水に溶かして100mlとします。
② 炭酸カリウム（K_2CO_3）溶液：K_2CO_3 14gを水に溶かして，100mlとします。
③ アンモニア水：濃アンモニア水35mlに水を加えて1Lとします。
④ エチレンジアミン（$H_2NCH_2CH_2NH_2$）溶液：エチレンジアミン60gに水を加えて1Lとします。

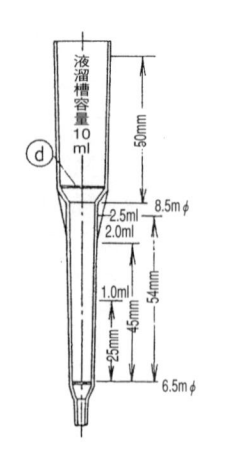

図4-8 ミニカラムの形と大きさ
（室町化学工業）

⑤ 試料分画用A液：NaCl 2.4 g と 1 mol/l 塩酸 22.5 ml に水を加え，約900 ml とします。これにエチレンジアミン溶液 10 ml を加え，pH 6.5 に正確に調整します。これに水を加えて全量を 1 L とします。

⑥ 試料分画用B液：NaCl 17.4 g と 1 mol/l 塩酸 150 ml を加えて 1 L とします。

⑦ イオン交換樹脂：Bio-Rad AG 1×4 100〜200メッシュ Cl^- 型を脱イオン水中に入れて冷蔵庫に保管しておきます。

⑧ カラム：図 4-8 に示すような，ポリプロピレン製ミニカラムに⑦の樹脂を充填して用います。

試料の調製

① 魚肉約 1 g を乳鉢に採り，これに氷冷しておいた過塩素酸溶液 5 ml と少量の石英砂を加えてすり潰します。

② これを約 5 分間放置した後，K_2CO_3 溶液 5 ml を加えて中和します。K_2CO_3 を加えると PCA と反応して CO_2 の泡が発生しますが，泡が静まってくると中和が完了します。これを抽出液とします。

③ ロートに東洋濾紙 No.5A をセットし，ロート上で水 10 ml を流し，ろ紙中の紫外部吸収物質を除去します。

④ ③で紫外部吸収物質を除去したろ紙を用いて，②で得た抽出液をろ過し，試料液とします。

カラムの準備と試料のチャージ

⑤ 図 4-8 に示すミニカラムに 2 cm の高さまで樹脂を詰めます。

⑥ ④で調製した試料液の 0.5 ml を 50 ml 容ビーカーに採り，これにアンモニア水 2 滴を加え pH 9.5 以上に調節します。

⑦ ⑥の試料液をカラムの樹脂上に乗せます。次いで，カラムの水を樹脂上部までスレスレに下げて，試料を樹脂に吸着させます。

⑧ カラムに脱イオン水 20 ml を加え，ATP 関連化合物以外の紫外部吸収物質等を除去します。

⑨ カラムに試料分画用A液 20 ml を静かに流し込み，流出液をメスシリンダーで受けます。流出液を試料分画用A液で正確に 20 ml に定容してA分画とします。

⑩ 終了したら，試料分画用B液 10 ml をカラムに流し，流出液を別のメスシリンダーに受けます。流出液を試料分画用B液で正確に 20 ml に定容してB分画とします。

⑪ A分画およびB分画について，それぞれ波長 250 nm における吸光度を測定します。

⑫　A分画およびB分画の吸光度をそれぞれ, $E_{250nm}A$, $E_{250nm}B$ とします。
⑬　K値は，次式により求めます。

$$K値（\%） = \frac{E_{250nm}A}{E_{250nm}A + E_{250nm}B} \times 100$$

試料液の調製

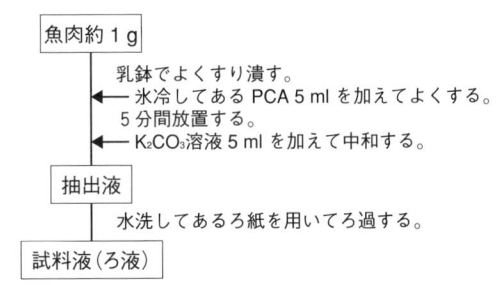

```
┌──────────┐
│ 魚肉約1 g │
└──────────┘
     ←── 乳鉢でよくすり潰す。
     ←── 氷冷してある PCA 5 ml を加えてよくする。
          5分間放置する。
     ←── K₂CO₃溶液 5 ml を加えて中和する。
┌──────┐
│ 抽出液 │
└──────┘
     ←── 水洗してあるろ紙を用いてろ過する。
┌──────────┐
│ 試料液（ろ液）│
└──────────┘
```

カラムの準備と試料のチャージ

```
┌──────────┐
│ ミニカラム │
└──────────┘
     ←── イオン交換樹脂を 2 cm の高さに詰める。
     ←── 試料液 0.5 ml を pH 9.5 以上に調整し，樹脂の上に載せる。
          カラムの水を樹脂上部スレスレまでさげる。
     ←── 脱イオン水 20 ml を流す。
     ←── 分画用A液 20 ml を流し，流出液をメスシリンダーに受ける。
          これを正確に 20 ml に定容しA分画とする。

     ←── 分画用B液 10 ml を流し，流出液をメスシリンダーに受ける。
          これを正確に 20 ml に定容しB分画とする。

┌──────┐        ┌──────┐
│ A分画 │        │ B分画 │
└──────┘        └──────┘
吸光度 $E_{250}A$    吸光度 $E_{250}B$
```

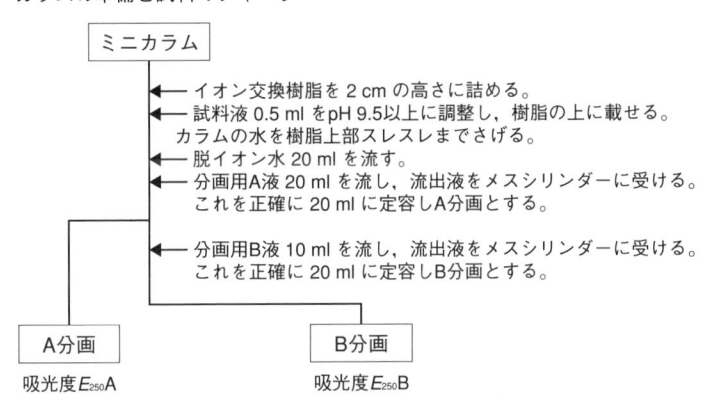

図 4-9　ミニカラムによるK値定量法のフローチャート

(2) 鮮度試験紙-Ⅲ による K 値の測定(簡易法)
（環境科学コーポレーション）

鮮度試験紙-Ⅲ による K 値の測定原理

　鮮度試験紙-Ⅲ は，HxR と Hx を測定する試験紙と，AMP と IMP を測定する試験紙の2種類を使用してK値を測定します。

　すなわち，HxR と Hx の合計量を測定する試験紙には，ヌクレオシドホスホリアーゼ（HxR を Hx に分解），キサンチンオキシダーゼ（Hx をキサンチンから尿酸へ分解）の2種類の酵素と，酸化還元色素（Hx が還元されて尿酸に分解され発色します）が吸着させてあります。この酸化還元色素の発色の濃淡で HxR と Hx を定量します。試料中の HxR と Hx 濃度が高ければ発色は濃くなります。

　AMP と IMP を測定する試験紙には，AMP デアミナーゼ（AMP を IMP に分解）と IMP 脱水素酵素（IMP をキサンチル酸に分解）および補酵素（補酵素 NAD は還元されて NADH を生成）ならびに酸化還元色

素と還元反応を促進する触媒酵素（ジアフォラーゼ）がろ紙に吸着させてあります。各酵素による分解反応が進んで生成した NADH は触媒酵素の作用で酸化還元色素を還元し，酸化還元色素が発色します。この発色の濃淡で AMP と IMP を測定します。試料中の AMP と IMP 濃度が高ければ発色は濃くなります。

器具・試薬

① F Ⅲ 試薬溶液：市販の粉末状 F Ⅲ（500 ml 用）試薬を 500 ml の蒸留水に溶解します。
② 鮮度試験紙-Ⅲ：図 4-10 に示すように A，B 2 種の試験紙がフィルムに接着してあるものです。A は，Hx と HxR 測定用，B は，AMP と IMP 測定用です。
鮮度試験紙は，乾燥剤を入れたビンまたは袋に入れて冷凍保存します。

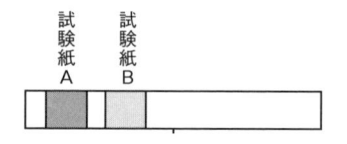

図 4-10　鮮度試験紙-Ⅲ

③ 乳鉢：試料の魚肉などをすり潰します。
④ ラップフィルム：台所用品の透明なフィルムで，鮮度試験紙の乾燥を防ぐために試験紙を包んで使用します（市販品）。
⑤ K 値換算色標：図 4-11 に示すようなグラフです。

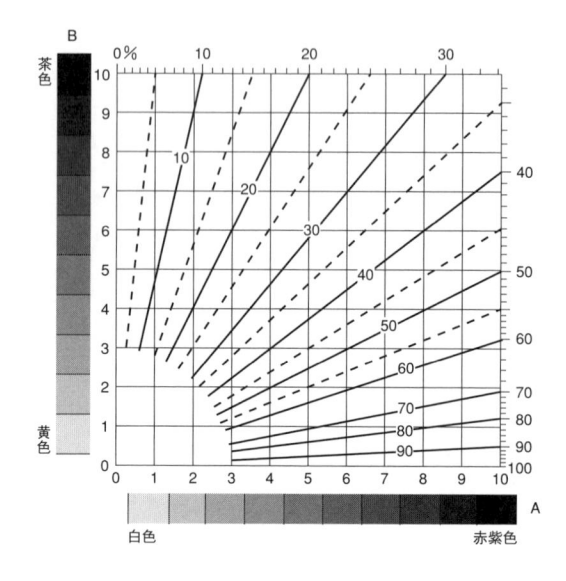

図 4-11　K 値換算色標

操作方法

① 皮や血合いが混入しないように，筋肉部分を 0.2〜0.5 g 採取して，乳鉢に入れます。
② F Ⅲ試薬溶液約 5 ml を①の乳鉢に加え，よくすり潰します。これを試料液とします。
③ ②で作った試料液に，鮮度試験紙-Ⅲを浸します。
④ ③の鮮度試験紙-Ⅲを透明ラップフィルムで覆い，軽く押さえてから，遮光して約 10 分間室温に放置します。
⑤ 2 種の試験紙は，それぞれ Hx, HxR や ATP, IMP の濃度に応じて発色します。
⑥ 試験紙 A は，白色から赤紫色に変化します。試験紙 B は，黄色から茶色に変化します。

発色した鮮度試験紙を図 4-11 に示す K 値換算色標を用いて，K 値を読み取ります。

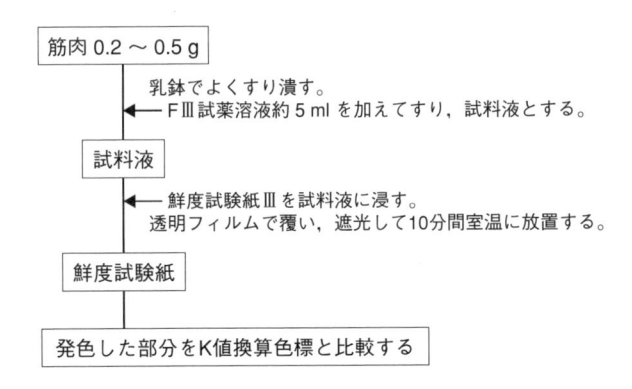

図 4-12 鮮度試験紙による K 値測定のフローチャート

4-2 ヒスタミンの定性試験

(1) アレルギー様食中毒

アレルギー様食中毒とは，マグロ，サバ，イワシ，カツオ，アジなどの赤身魚類を食べたときに引き起こされる食中毒で，アレルギーによく似た症状を示します。この食中毒の原因物質はヒスタミンで，ヒスタミンが高い濃度で含まれていた魚類を食べた場合，普通 30 分から 60 分位で，熱感，頭痛，全身の紅潮，じん麻疹様に似た湿疹などの症状が現れます。

赤身魚の筋肉中には遊離のヒスチジンが多量に含まれています。ヒスチジンは必須アミノ酸の 1 つですが，魚に付着していた細菌類（*Proteus morganii* など）が産生するヒスチジン脱炭酸酵素の作用によって，次式のような反応が起こり，ヒスチジンからヒスタミンが生成します。この

食中毒の罹患者の多くは原因食品を食べたときに，舌を刺すような辛味を感じたと証言しています。

$$NH_2RCHCOOH \xrightarrow{\text{ヒスチジン脱炭酸酵素}} NH_2RCH_2 + CO_2$$

　　　　　ヒスチジン　　　　　　ヒスタミン

(2) ヒスタミンの定性試験

ヒスタミンが含まれているか，否かを調べる方法には，ペーパークロマトグラフィーを用いてヒスチジンとヒスタミンを分離し，発色試薬を噴霧してヒスチジンとヒスタミンを検出する方法があります。

この方法は，ヒスタミンが生成されているか否かを1時間以内に判定できる簡易な方法です。

試　薬

展開溶媒：含水ブタノール　10 % NH_4OH 100 ml と n-ブタノール 100 ml とを分液ロートにとり，よく混合して一昼夜放置した後，下層を除いて上層を用います。

発色液：

　第1液：スルファニル酸 0.25 g に 0.1 mol/l 塩酸を加えて 50 ml とします。冷時，これに 1 % $NaNO_2$ 溶液 50 ml をかきまぜながら加えて混和します。用時調製します。

　第2液：飽和 Na_2CO_3 溶液

　トリクロル酢酸溶液：トリクロル酢酸 10 g を水に溶かして 100 ml とします。

装　置

展開槽：直径 9 cm のガラスシャーレを用います。

ヒスタミン分離用ろ紙：図 4-13 (1) に示すような切込みの入った直径 11 cm の円形ろ紙

試料および試験溶液の調製

魚肉を細切し，その 10 g を乳鉢でよくすり潰します。これに少量の水を加えてよくかき混ぜた後，トリクロル酢酸溶液 10 ml を加えてさらによく混ぜ，100 ml 容メスシリンダーに洗い込んで定容します。これをよく振り混ぜた後，10 分間放置し，目の粗いろ紙でろ過して，ろ液を試験溶液とします。

試験操作

① 4-13(1)に示すような分離用ろ紙を用意します。
② このろ紙の中心付近に試験溶液約 10 μl をスポットします。
③ このろ紙を図 4-13(3)のように，円形ろ紙クロマトグラフィー法にしたがって展開します。
④ 展開溶媒が半径約 25 mm の部分にまで達したならば，ろ紙を取り出します。
⑤ 風乾した後，展開したろ紙面に，まず第1液を噴霧し，ただちに第2液を噴霧して発色させます。
⑥ ヒスチジンやヒスタミンは発色試薬を噴霧すると，図 4-13(2)のように赤色に発色します。

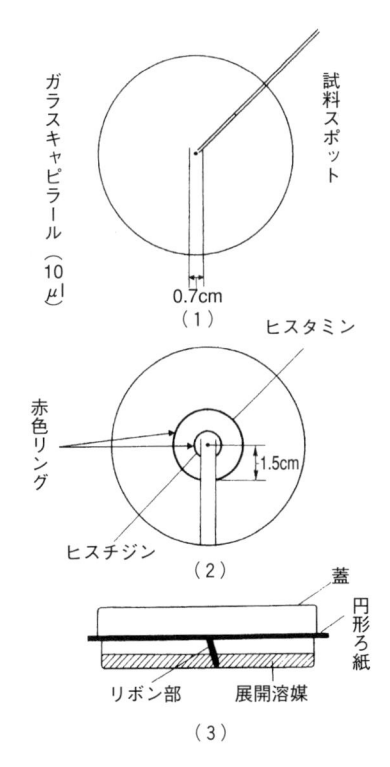

図 4-13 円形ろ紙クロマトグラフィーとヒスチジン，ヒスタミンのクロマトグラム
(口絵 5)

円形ろ紙法：直径 11 cm の円形ろ紙を用いて，図 4-13(1)に示したように，円の中心に向って幅約 7 mm の切込みを入れてリボン部を作ります。試料液を中心付近にスポットして，リボン部を図 4-13(3)のように折り曲げた後，円形ろ紙法に従い展開します。図 4-13(2)のように，ヒスタミンやヒスチジンが円形に展開されます。

試料液の調製

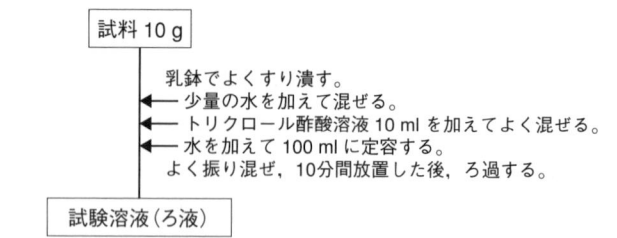

```
試料 10 g
  │ ← 乳鉢でよくすり潰す。
  │ ← 少量の水を加えて混ぜる。
  │ ← トリクロール酢酸溶液 10 ml を加えてよく混ぜる。
  │ ← 水を加えて 100 ml に定容する。
  │   よく振り混ぜ，10分間放置した後，ろ過する。
試験溶液（ろ液）
```

円形ろ紙クロマトグラフィーによる分離・検出

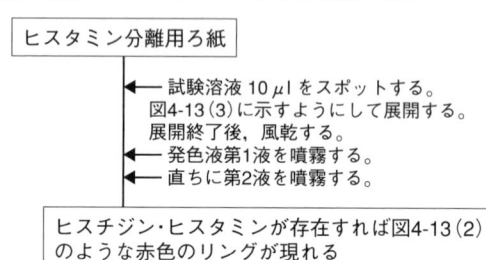

```
ヒスタミン分離用ろ紙
  │ ← 試験溶液 10 μl をスポットする。
  │   図4-13(3)に示すようにして展開する。
  │   展開終了後，風乾する。
  │ ← 発色液第1液を噴霧する。
  │ ← 直ちに第2液を噴霧する。
ヒスチジン・ヒスタミンが存在すれば図4-13(2)
のような赤色のリングが現れる
```

図 4-14　ヒスタミン定性試験のフローチャート

4-3　油脂の変質試験

　油脂の変質は，主として空気中の酸素により酸化分解されて劣化していくことが多く，この酸化分解反応は普通，熱や紫外線の刺激によって促進されます。

　油脂が酸化されて過酸化物が生成すると，酸化油特有の異臭がするようになります。酸化が進み過酸化物が多くなったものを摂食すると，食中毒症状の1つである下痢や腹痛などが現れることがあります。現に，油で揚げたお菓子や即席めんなどでこの食中毒が発生しています。そこで，油脂および油脂を多量に含有する食品について一定の規格・基準が設定されています。

油脂性食品の規格基準

　食品衛生法では，油で処理した即席めん類の成分規格（昭和52年3月23日，環食第52号）として「含有油脂の酸価が3以下または過酸化物価が30以下」と規定されています。また，油揚げ菓子（油脂分が10%以上のもの）の指導要領（昭和52年11月16日）では，「酸価が3を超え，過酸化物価が30を超えるもの，または酸価が5を超えるか，過酸化物価が50を超えるものは販売できない」。洋菓子の衛生規範（昭和58年3月31日，環食第54号）では「製品に含まれる油脂の酸価が3以下，過酸化物価が30以下」となっています。さらに，弁当及びそうざいの衛生規範（昭和54年6月29日，環食第161号）で，揚げ処理

中の油脂について「カルボニル価が50を超えるもの，酸価が2.5を超えたものは新しい油脂と交換する」と定められています。

一方，日本農林規格では食用植物油脂の規格（昭和58年12月）として酸価が未精製油では0.2〜4.0以下，精製油は0.2〜0.6以下，サラダ油は0.15以下と，食用精製加工油脂の規格として，酸価が0.3以下，過酸化物価が3.0以下，と規定されています。

4-3-1 油脂の酸価の測定

酸価（Acid Value, AV）とは，脂質1g中に含まれる遊離脂肪酸を中和するために必要とした水酸化カリウムのmg数で示します。酸価は，脂質の加水分解により生成する脂肪酸と一次酸化生成物（カルボニル化合物）から二次的に生成する酸を測定する方法なので，初期の酸化状態を直接示すものではありません。

試 薬

① 精製エーテル：過酸化物価（POV）測定用エーテルを用います。
② 無水硫酸ナトリウム
③ 0.1 mol/l 水酸化カリウム・エタノール標準液：水酸化カリウム7.0gを水5 mlに溶かし，95 v/v％エタノールで1Lとします。この標準液を炭酸ガスを遮って2〜3日間放置した後，ろ過して耐アルカリ性の容器に保存します。標準液のファクターを測定しておきます。
④ フェノールフタレイン指示薬：フェノールフタレイン1gを95 v/v％エタノール100 mlに溶かします。
⑤ 溶剤：エタノール・エチルエーテル（1：1〜2）で使用直前にフェノールフタレイン指示薬を加えて③の水酸化カリウム・エタノール標準液で中和します。

試験液の調製

① 試料が油脂の場合は，そのまま試験液とし，油脂性食品の場合は，粉砕または細切し，5〜20gの油脂が得られる試料の量を共栓三角フラスコAに採ります。
② この三角フラスコに，試料が浸る程度に精製エーテルを加え，ときどき振り混ぜながら約2時間冷暗所に放置します。
③ ろ紙を用いて上澄み液をろ過します。ろ液を三角フラスコBに入れます。
④ 試料が入った三角フラスコAに②で加えた半量程度の精製エーテルを加え，よく振り混ぜた後，③で用いたろ紙を使ってろ過します。

ろ液を三角フラスコ B に入れます。
⑤ 三角フラスコ B のろ液に無水硫酸ナトリウムを加えて脱水処理した後、ろ過し、これを蒸留用フラスコに入れて、エーテルを留去します。蒸発残留物を試験用試料とします。

試験操作

① 試験用試料（油脂）10 g を、別の三角フラスコに正確に量り採ります。
② これに溶剤 100 ml およびフェノールフタレイン指示薬を数滴加え、試料をよく溶かします。
③ これを 0.01 mol/l 水酸化カリウム・エタノール標準液で滴定し、指示薬の微紅色が 30 秒間続いたときを中和の終点とします。

計算

$$酸価 = \frac{5.611 \times X \times f}{W}$$

X：水酸化カリウム・エタノール標準液の滴定量（ml）
f：水酸化カリウム・エタノール標準液のファクター
W：試料の採取量（g）

試料液の調製

```
三角フラスコA                              三角フラスコB
     │← 油脂性食品（10 g の油脂が
     │   得られる量）を入れる。
     │← 油脂性食品が浸る程度の
     │   精製エーテルを入れる。
     │   約2時間冷暗所に放置する。
     │   ろ紙を用いてろ過する。
     │────────── ろ液を入れる ──────→│
     │← さらに精製エーテルを加える。
     │   よく振り混ぜた後、ろ過する。
     │────────── ろ液を入れる ──────→│
                   無水硫酸ナトリウムを加えて脱水する →│
                                          ろ過する │
                   ろ液を蒸留用フラスコに入れる →│
                                          蒸留用フラスコ
                                          │
                                          エーテルを留去する
                                          │
                                          蒸発残留物（試験液）
```

滴　定

```
試験液 10 g
     │← エタノール・エーテル溶液 100 ml を加える。
     │← フェノールフタレイン指示薬数滴を加える。
     │← 0.1 mol/l 水酸化カリウム・エタノール標準液で滴定する。
     │   （指示薬の微紅色が30秒間続いたときが終点）
滴定値 X
```

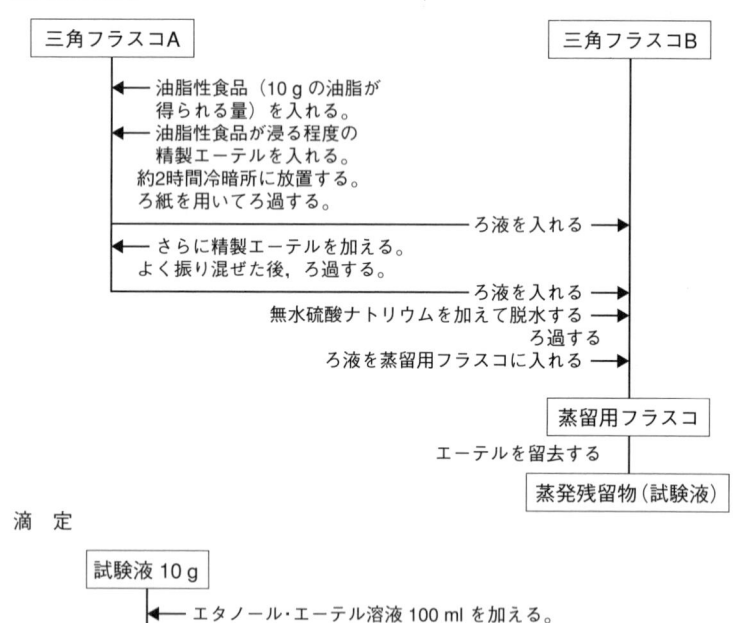

図 4-15　油脂の酸価測定のフローチャート

4-3-2 油脂の過酸化物価の測定[*1]

過酸化物価（Peroxide Value, POV）とは，試料にヨウ化カリウムを加えた場合に遊離されるヨウ素量を，試料 1 kg に対するミリ当量（meq）数で表したものです。

*1 過酸化物価の測定には，現場検査用としてテストペーパーが市販されているので，これを使用することもできます。

原 理

不飽和脂肪酸は，空気中の酸素によって酸化されるとハイドロパーオキサイドを生成します。このハイドロパーオキサイドがヨウ化物イオンと反応して，還元され，水酸基（-OH）に変化します。この反応と同時に，ヨウ化物イオンはヨウ素（I_2）を遊離します。この遊離したヨウ素量をチオ硫酸ナトリウム（$Na_2S_2O_3$）で滴定します。

$$-CH_2-CH-CH=CH-\ +\ 2H^+ + 2I^- \longrightarrow -CH_2-CH-CH=CH-\ +\ I_2 + H_2O$$
$$\quad\quad\ \ |\quad\quad\quad\quad\quad\quad\quad\quad\quad\quad\quad\quad\quad\quad\quad\quad\ \ |$$
$$\quad\ \ OOH\quad\quad\quad\quad\quad\quad\quad\quad\quad\quad\quad\quad\quad\quad\ OH$$

$$I_2\ +\ 2Na_2S_2O_3\ \longrightarrow\ Na_2S_4O_6\ +\ 2NaI$$

なお，この方法は，油脂の酸化の初期に生成する過酸化物を測定するもので，酸化油の臭いとよく相関します。しかし，過酸化物は加熱により分解するので，加熱した油には適用できません。

試 薬

① 精製エーテル（酸価測定に使用したものと同じ）
② 無水硫酸ナトリウム（酸価測定に使用したものと同じ）
③ クロロホルム・氷酢酸混液：クロロホルムと氷酢酸を 2：3（v/v %）の割合に混合します。
④ ヨウ化カリウム溶液：新たに煮沸して二酸化炭素を追い出した水に，ヨウ化カリウムを飽和させます。これを暗所に貯えます。着色したものは使用できません。
⑤ 0.01 mol/l チオ硫酸ナトリウム標準液：市販の 0.1 mol/l チオ硫酸ナトリウム標準液を，二酸化炭素を含まない水で正確に 10 倍に希釈します（用時調製）。
⑥ デンプン溶液：可溶性デンプン 1 g を少量の水で水溶きしておきます。水溶きしておいたデンプンを，50 ml 程度の熱水にかき混ぜながら加えます。透明なデンプン溶液ができます。
⑦ 溶剤（酸価測定に使用したものと同じ）

Ⅱ　食品の理化学的試験

試験液の調製

① 試料が油脂の場合は，そのまま試験液とし，油脂性食品の場合は，粉砕または細切し，2〜20 g の油脂が得られる試料の量を共栓付三角フラスコ A に採ります。
② この三角フラスコに，試料が浸る程度に精製エーテルを加え，ときどき振り混ぜながら約 2 時間冷暗所に放置します。
③ ろ紙を用いて上澄み液をろ過します。ろ液を三角フラスコ B に入れます。
④ 試料が入った三角フラスコに②で加えた半量程度の精製エーテルを加え，よく振り混ぜた後，③で用いたろ紙を使ってろ過します。ろ液を三角フラスコ B に入れます。
⑤ 三角フラスコ B のろ液に無水硫酸ナトリウムを加えて脱水処理し，ろ過します。これを，蒸留用フラスコに入れてエーテルを留去します。蒸発残留物を試験液とします。

試験操作

① 試験用試料 1 g を共栓付三角フラスコに正確に量り採り，これにクロロホルム・氷酢酸混液 20 ml を加えて静かに振り混ぜて溶かします。
② 次に，窒素ガスを通して器内の空気を窒素と十分に置換し，窒素ガスを通しながらヨウ化カリウム溶液 0.5 ml を加え窒素ガスを止めます。
③ ただちに栓をして 1 分間振り混ぜ，常温下で暗所に 5 分間放置します。
④ 次に，水 30 ml を加えて栓をしてよく振り混ぜます。
⑤ これに，指示薬のデンプン溶液 1 ml を加え，0.01 mol/l チオ硫酸ナトリウム標準液で滴定します。デンプン溶液の青色が消失したときが終点です。

計　算

$$過酸化物価（meq/kg）= \frac{X \times f}{W} \times 10$$

X：0.01 mol/l チオ硫酸ナトリウム標準液の滴定値（ml）
f：0.01 mol/l チオ硫酸ナトリウム標準液のファクター
W：試料の採取量（g）

試験液の調製

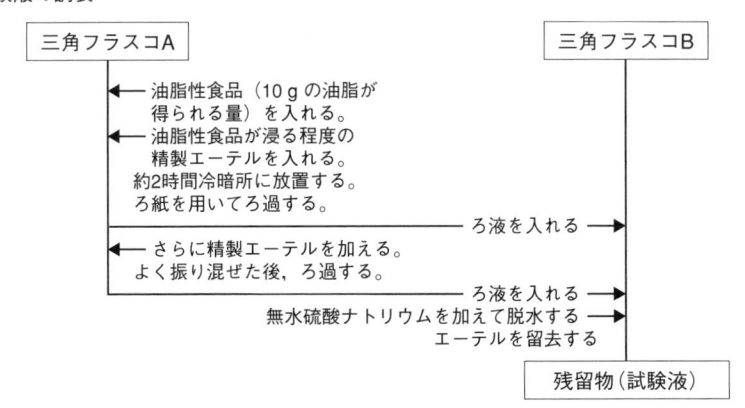

```
三角フラスコA                        三角フラスコB
    │                                    │
    ←── 油脂性食品（10 g の油脂が         │
    │    得られる量）を入れる。           │
    ←── 油脂性食品が浸る程度の           │
    │    精製エーテルを入れる。           │
    │    約2時間冷暗所に放置する。        │
    │    ろ紙を用いてろ過する。           │
    │────── ろ液を入れる ──────→         │
    ←── さらに精製エーテルを加える。     │
    │    よく振り混ぜた後，ろ過する。     │
    │────── ろ液を入れる ──────→         │
    │       無水硫酸ナトリウムを加えて脱水する ──→
    │              エーテルを留去する
                                    残留物（試験液）
```

滴　定

```
試験液 1 g
    │
    ←── クロロホルム・氷酢酸混液 20 ml を加える。
    │    窒素ガスを注入する。
    ←── ヨウ化カリウム溶液 0.5 ml 加える。
    │    1分間振とうして後，5分間暗所に放置する。
    ←── 水 30 ml を加える。
    │    よく振とうする。
    ←── デンプン溶液 1 ml を加える。
    ←── 0.01 mol/l チオ硫酸ナトリウム標準液で滴定する。
    │    （デンプン溶液の青色が消失したときが終点）
滴定値X
```

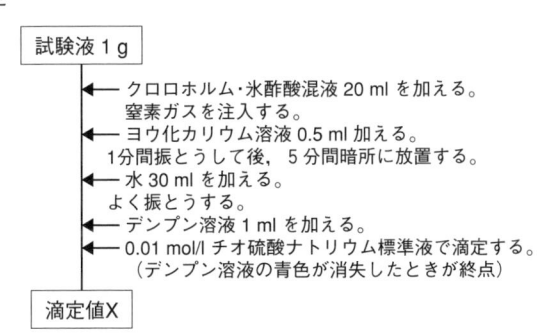

図 4-16　油脂の過酸化物価測定のフローチャート

5　水分活性

　水分活性（Water Activity, Aw）とは，食品中の微生物が増殖に際して利用できる水分，すなわち食品中の遊離水分(自由水)の割合を示す指数のことです。

　食品中に存在する水分には，タンパク質やデンプンなどと結合している結合水と食品中を自由に移動できる遊離水分（自由水）とがあります。食塩・砂糖などの水溶性物質の溶解には遊離水分が使われますので，その分微生物が利用できる水分が減少することになります。微生物が増殖・発育するためには水分が必要で，その量が減少すると当然，発育や増殖が抑制されます。微生物による食品の変質防止，保存のために，乾燥，凍結，糖蔵，塩蔵などの処置が施されていますが，これらはいずれも微生物が利用できる水分を少なくすることを目的とした方法です。

　水分活性を測定する場合は，あらかじめ水分活性既知の飽和塩類溶液で密閉容器内の空間を一定の相対湿度に保ち，その中に測定試料を置きます。やがて水分の関係が一定，平衡に達した状態となった点で，測定試料の重量の増減を求めます。

　測定試料の重量が増加すれば，試料が水分を吸収したので，標準試薬の水分活性より低かったことになり，試料の水分活性が標準試薬より高ければ試料の重量は減少します。

　ですから水分活性は，次式で表すことが出来ます。

$$\text{Aw} = \frac{P}{P_0} = \frac{RH}{100}$$

　　　　P：一定の温度下の食品の蒸気圧
　　　　P_0：一定の温度下の純水の蒸気圧
　　　　RH：相対温度

コンウエイユニットを用いた平衡重量（水分）測定法

　水分活性を測定する方法の1つに平衡重量測定法があります。この方法は，特殊な装置も不要で，密封容器，恒温装置，天秤などがあれば容易に食品の水分活性が測定できることから広く行われています。

試薬・器具

① コンウェイ拡散器ユニットを1試料に2枚用意します。
 コンウェイ拡散器ユニットは，図5-1に示すようなガラス製のユニットで，壁の厚いペトリ皿に似た硬質ガラス製で，すり合わせの蓋が付いています。内部はそこからもりあがった円形のガラス壁によって同心円形の外室および内室に分かれています（揮発性塩基窒素化合物の実験で用いたものと同じ）。

② 表5-1に示す水分活性既知の中から，表5-2に示す水分活性値を参考にして，予測される試料の水分活性値を中心に上下同間隔になるように選びます。通常，水分活性0.94より高い値をもつ飽和溶液Aおよび0.94より低い値の飽和溶液Bとします。

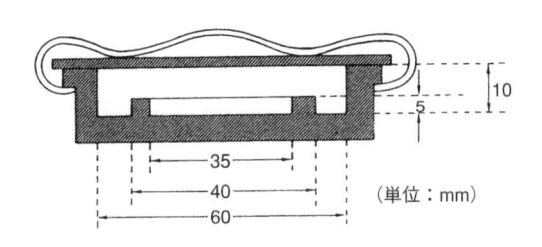

図5-1 コンウェイ微量拡散ユニット

表5-1 飽和溶液の示す水分活性（25 ℃）

試　薬	水分活性	試　薬	水分活性
塩化リチウム（$LiCl \cdot H_2O$）	0.110	硝酸ナトリウム（$NaNO_3$）	0.737
酢酸カリウム（CH_3COOK）	0.224	塩化ナトリウム（$NaCl$）	0.752
塩化マグネシウム（$MgCl_2 \cdot 6H_2O$）	0.330	臭化カリウム（KBr）	0.807
炭酸カリウム（$K_2CO_3 \cdot 2H_2O$）	0.427	塩化カリウム（KCl）	0.842
硝酸リチウム（$LiNO_3 \cdot 3H_2O$）	0.470	塩化バリウム（$BaCl_2 \cdot 2H_2O$）	0.901
硝酸マグネシウム（$Mg(NO_3)_2 \cdot H_2O$）	0.528	硝酸カリウム（KNO_3）	0.924
臭化ナトリウム（$NaBr \cdot 2H_2O$）	0.577	硫酸カリウム（K_2SO_4）	0.969
塩化ストロンチウム（$SrCl_2 \cdot 6H_2O$）	0.708	二クロム酸カリウム（$K_2Cr_2O_7$）	0.980

表 5-2 食品の水分活性および水分含有量

食 品	水分(%)	水分活性	食塩	食 品	水分(%)	水分活性	食塩
野 菜	90以上	0.99〜0.98		乾燥果実	21〜15	0.82〜0.72	
果 実	89〜87	0.99〜0.98		いか燻製	66	0.78	
魚介類	85〜70	0.99〜0.98		蜂 蜜	16	0.75	
食肉類	70以上	0.98〜0.97		オレンジマーマレード	32	0.75	糖分66%
卵	75	0.97		ケーキ	25	0.74	糖分55%
果 汁	88〜86	0.97		ゼリー	18	0.69〜0.60	
魚肉ソーセージ	69〜66	0.98〜0.96		干しえび	23	0.64	
焼ちくわ	75〜72	0.98〜0.97		キャンディー	―	0.65〜0.57	
かまぼこ	73〜70	0.97〜0.93		小麦粉	14	0.61	
さつま揚げ,はんぺん	76〜72	0.96		乾燥穀類	―	0..61	
				煮干し	16	0.58〜0.57	
あじの開き	68	0.96	3.5	クラッカー	5	0.53	糖分70%
チーズ	約40	0.96		香辛料(乾燥品)	―	0.50	
ジャム	―	0.94〜0.82		ブドウ糖	9〜10	0.48	
パン	約35	0.93		ビスケット	4	0.33	
ハム,ソーセージ	65〜56	0.90		チョコレート	1	0.32	
塩ざけ	60	0.89	11.3	インスタントコーヒー	―	0..30	
塩たらこ	62	0.91	7.9				
塩たら	60	0.78	15.0	脱脂粉乳	4	0.27	
しらす干し	59	0.87		緑 茶	4	0.26	
ようかん	―	0.87					
サラミソーセージ	30	0.83〜0.78					
いわし生干し	55	0.80	13.6				
かつお塩辛	60	0.71	21.1				
うに塩辛	57	0.89	12.7				
いか塩辛	64	0.80	17.2				

試料の調製

食品 10〜20 g を無作為に採り,速やかに細切します。

試験操作

① 直径 25mm のアルミニウム箔を 2 枚作り,それぞれ重量を正確に秤量します。

② 調製した試料約 1 g ずつをそれぞれ①で秤量したアルミニウム箔にのせて正確に秤量し X_1,および Y_1 を得ます。これらを速やかにそ

れぞれのコンウエイ拡散器ユニットの内室に置きます。
③ 外室には，標準飽和溶液AおよびBをそれぞれ3 mlずつ入れます。
④ ふたのすりあわせ部分にワセリンを塗り，速やかに密封し，留め金で固定します。
⑤ このユニットを25±2℃で2±0.5時間恒温に静置します。
⑥ それぞれの試料の重量を正確に秤量しX_2およびY_2を得ます。
⑦ ②で測定しておいた重量と⑥で測定した重量とを比較して，その増減（$X_2 - X_1$, $Y_1 - Y_2$）を求めます。
⑧ 次式により試料の水分活性を算出します。

$$水分活性 = \frac{bx - ay}{x - y}$$

　　a：飽和溶液Aの水分活性の値
　　b：飽和溶液Bの水分活性の値
　　$x = X_2 - X_1$：飽和溶液Aを使用した際の試料の重量増加量
　　$y = Y_1 - Y_2$：飽和溶液Bを使用した際の試料の重量減少量

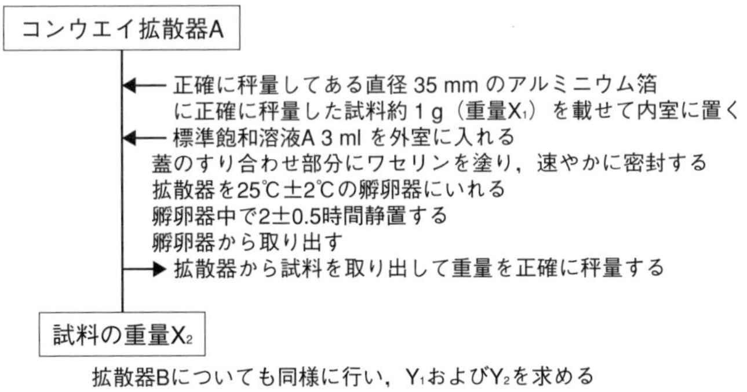

```
┌─────────────────┐
│ コンウエイ拡散器A │
└─────────────────┘
        │   ← 正確に秤量してある直径35 mmのアルミニウム箔
        │      に正確に秤量した試料約1 g（重量$X_1$）を載せて内室に置く
        │   ← 標準飽和溶液A 3 mlを外室に入れる
        │      蓋のすり合わせ部分にワセリンを塗り，速やかに密封する
        │      拡散器を25℃±2℃の孵卵器にいれる
        │      孵卵器中で2±0.5時間静置する
        │      孵卵器から取り出す
        │   → 拡散器から試料を取り出して重量を正確に秤量する
        ▼
┌─────────────┐
│ 試料の重量$X_2$ │
└─────────────┘
    拡散器Bについても同様に行い，$Y_1$および$Y_2$を求める
```

図5-2　水分活性値測定のフローチャート

Ⅲ

台所器具類および環境の衛生学的試験

6 台所用品の衛生試験

6-1 食器の汚染度試験

　集団給食施設などの現場で，食器の洗浄状況を調べる検査は，従業員の衛生教育に役立つと考えられます。

　洗浄した食器に残留するデンプンや油脂，タンパク質が原因となって，食中毒などの事故に直接つながることは少ないと思いますが，細菌増殖の引き金にはなると考えることはできます。食器に残留する食品の検査は，目に見える衛生教育の一環として有効と考えられています。

6-1-1　デンプンの残留試験

　ヨウ素 - デンプン反応（iodine-starch reaction）は，デンプンがヨウ素溶液に触れると，青色〜青紫色になる反応です。この反応は，微量のデンプンまたはヨウ素を検出するのに用いられます。

試　薬

① ヨウ化カリウム（KI）溶液：ヨウ化カリウム 20 g を水 100 ml に溶かします。
② ヨウ素（I_2）溶液：ヨウ素 14 g に①のヨウ化カリウム溶液 100 ml を加えて溶かし，10 ％塩酸 1 ml と水を加えて 1 L とします。これを褐色びんに入れて冷暗所で保存します。

操作法

① ヨウ素溶液を噴霧器に入れ，食器などの内面に噴霧します。噴霧後，流水で軽くヨウ素溶液を洗い流します。
② このとき，食器にデンプンが付着していれば，ヨウ素−デンプン反応でその部分が青〜紫色を呈します。

6-1-2 油脂性残留物の試験

油脂によく溶け，水には溶けにくい物質で，かつ色調が明確な物質のアルコール溶液を用います。

(1) 脂溶性タール色素による法

試薬

脂溶性タール色素液：メチルイエロー（パラジメチルアミノベンゼン）0.1 g をエタノール 100 ml に溶かします。

操作法

① 脂溶性タール色素液を噴霧器に入れ，食器などに噴霧します。
② 噴霧後，流水で軽く色素液を洗い流します。
③ このとき，油脂が残存する部分は，黄色色素のメチルイエローが付着し，黄色を呈しています。

(2) クルクミンによる方法

試薬・器具

① クルクミン・エタノール液：クルクミン 0.1 g をエタノール 100 ml に溶かします。
② 紫外線照射灯：365 nm の紫外線放射器。

操作法

① クルクミン・エタノール液を噴霧器にいれ，食器などに噴霧します。
② 噴霧後約 1 分間放置してから，流水で軽くクルクミン液を流します。
③ この食器などに暗所で，365nm の紫外線を照射します。
④ 脂質が付着している部分は，黄緑色〜緑色の蛍光を発します。

6-1-3 タンパク性残留物の試験

タンパク質，ペプチド，アミノ酸の水溶液をニンヒドリンとともに煮沸すると赤紫色になる反応をニンヒドリン反応（ninhydrin reaction）といいます。このニンヒドリンは，アミノ酸やタンパク質と鋭敏に反応する試薬です。この試薬を利用して食器に残留するタンパク質を検査します。

ニンヒドリン反応

アミノ酸やタンパク質のようなアミノ基を持った化合物(Ⅰ)とニンヒドリン(Ⅱ)が反応すると，図 6-1 に示すように 4 段階の反応が起きて，ルーヘマン紫（Ruhemann's Purple）を生成するものです。

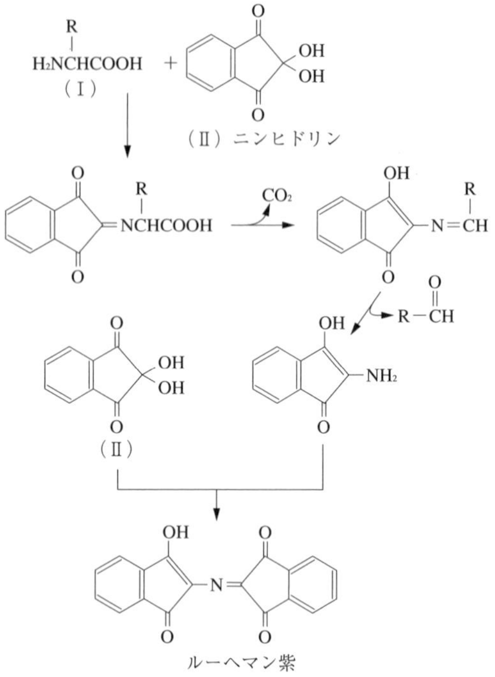

図 6-1　ニンヒドリン反応式

> 試　薬

ニンヒドリン（$C_9H_6O_4$）溶液：n-ブタノール 50 ml にニンヒドリン 0.1 g を溶かします。これを褐色びんに入れて保存します。

> 試験操作

① 食器の内側全体にニンヒドリン溶液約 10 ml を噴霧します。
② 噴霧したニンヒドリン溶液を蒸発皿に移し，沸騰水浴上で蒸発皿の溶液を蒸発させます。
③ タンパク性残留物があれば，蒸発皿に赤紫色が残ります。

6-2　台所用洗剤試験

食品・飲食器用洗剤は，脂肪酸系と非脂肪酸系に大別され，食品衛生法では成分規格と使用基準が定められています。すなわち，非脂肪酸系の洗剤の使用濃度は 0.1 ％以下，脂肪酸系洗剤は 0.5 ％以下さらに，脂肪酸系，非脂肪酸系の洗剤液中に野菜，果実を 5 分以上浸漬しないこと，

洗剤で洗った野菜・果物のすすぎ方法も，流水で30秒以上，ため水の場合は水の取り換えは2回以上，と規定されています。

台所用洗剤の残留試験

非脂肪酸系の陰イオン界面活性剤で野菜を振り洗いし，付着した水分を振り切った後，ため水ですすぎ，ため水中の洗剤量を調べます。

検査法の原理

塩基性タール色素のメチレンブルーは，水溶性でクロロホルムには溶けません。また，この硫酸塩も水溶性でクロロホルムに不溶です。しかし，メチレンブルーの硫酸塩とLASは以下のように反応して，水に不溶の錯化合物をつくり，クロロホルムに溶けるようになります。この性質を利用してLASを検出する方法です。

LASは，非脂肪酸系陰イオン合成洗剤の成分で，直鎖アルキルベンゼンスルホン塩 linear alkylbenzenesulphonate の略です。

$$\left[(CH_3)_2N \underset{S^+}{\overset{N}{\bigcirc}} N(CH_3)_2\right] \cdot \frac{1}{2}SO_4^{2-} + \underset{SO_3Na}{\overset{R}{\bigcirc}}$$

メチレンブルー
（水に可溶・クロロホルムに不溶）

LAS

$$\xrightarrow{H_2SO_4} \left[(CH_3)_2N \underset{S^+}{\overset{N}{\bigcirc}} N(CH_3)_2\right] \cdot \underset{SO_3^-}{\overset{R}{\bigcirc}}$$

生成物（水に不溶・クロロホルムに可溶）

メチレンブルーの反応式

試 薬

① 酸性メチレンブルー溶液：水約500 mlに濃硫酸6 mlを徐々にかき混ぜながら加えます。これにメチレンブルー0.03 gおよび無水硫酸ナトリウム50 gを加えて溶かし，水を加えて全量を1 Lとします。
② クロロホルム：特級品を使用します。
③ 陰イオン界面活性剤標準液：ドデシルベンゼンスルホン酸ナトリウムの標準品2 gを水に溶かして200 mlとし，これを標準原液とします。

　この原液を蒸留水で希釈して，次の4種の標準液を調製します。
　10 ppm標準液：標準原液1 mlを水で希釈して1 Lにします。
　5 ppm標準液：10 ppm標準液50 mlを水で希釈して100 mlにします。
　1 ppm標準液：10 ppm標準液10 ml水で希釈して100 mlにしま

す。

0.5 ppm 標準液：10 ppm 標準液 5 ml を水で希釈して 100 ml にします。

0 ppm 対象液：蒸留水を用います。

④ 野菜洗浄用の陰イオン合成洗剤液：③の標準原液 100 ml を水で希釈し 1 L にします。（ドデシルベンゼンスルホン酸ナトリウム 0.1％水溶液）

操作法

① 500 ml のビーカーに野菜洗浄用陰イオン合成洗剤液を 300 ml 入れ，その中で野菜を約 30 秒間振り洗いします。
② 次いで，振り洗いした野菜を取り出し，水分を振り切ります。
③ これを水道水 300 ml を入れた別の 500 ml ビーカーの中で，約 30 秒間振り洗いします。この水を検液 A とします。

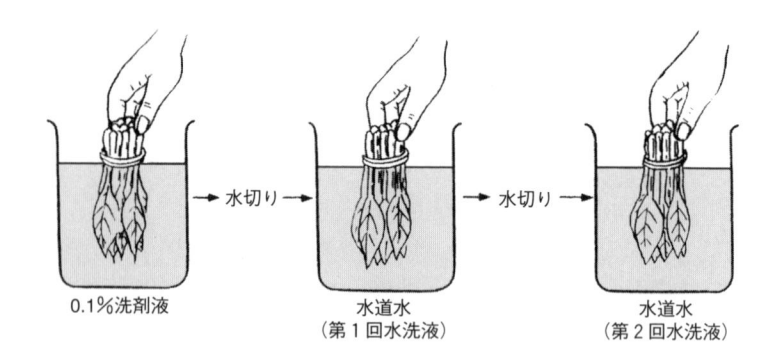

図 6-2　試料の作り方

④ 再び，野菜を取り出して，②，③の操作を繰り返します。この水を検液 B とします。
⑤ 使った野菜は捨てます。

合成洗剤の検査

⑥ 4 種の濃度の合成洗剤標準液ならびに検液 A および B の，それぞれを 20 ml 容の共栓比色管に 5 ml ずつ採ります。
⑦ それぞれの比色管に，酸性メチレンブルー溶液 1 ml とクロロホルム 5 ml を入れ，激しく振り混ぜます。
⑧ これらの比色管を数分間静置し，試験管に分離したクロロホルム層の色調と標準液のクロロホルム層の色調とを目視により比色します。
⑨ この比色の結果から，洗浄液中の合成洗剤量を求めます。

試験液の調製

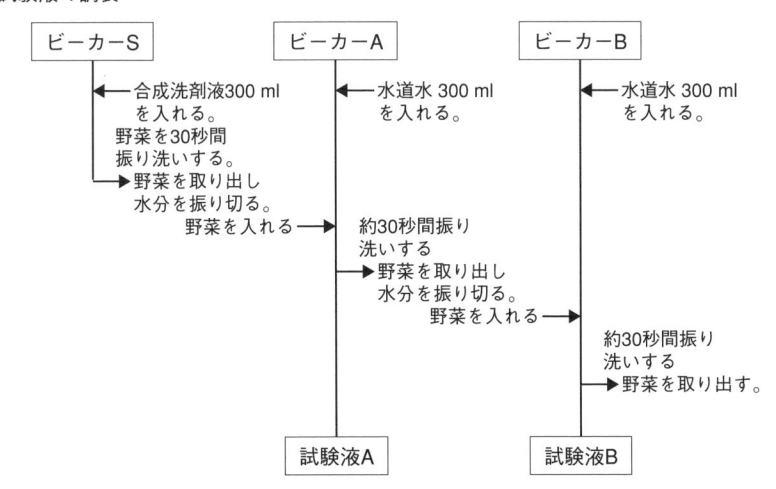

```
[ビーカーS]                [ビーカーA]                [ビーカーB]
  ←合成洗剤液300 ml          ←水道水 300 ml            ←水道水 300 ml
    を入れる。                  を入れる。                  を入れる。
    野菜を30秒間
    振り洗いする。
  →野菜を取り出し
    水分を振り切る。
    野菜を入れる→           約30秒間振り
                              洗いする
                            →野菜を取り出し
                              水分を振り切る。
                              野菜を入れる→           約30秒間振り
                                                        洗いする
                                                      →野菜を取り出す。
                            [試験液A]                  [試験液B]
```

滴　定

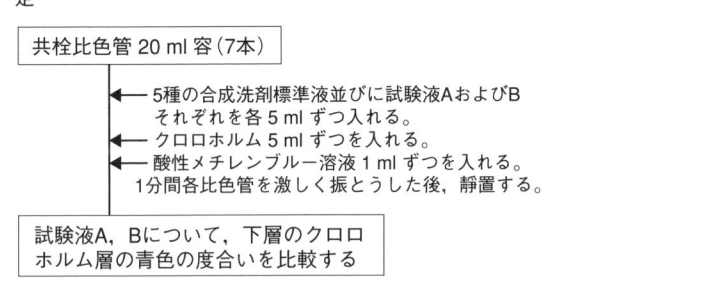

```
[共栓比色管 20 ml 容（7本）]
  ←5種の合成洗剤標準液並びに試験液AおよびB
    それぞれを各 5 ml ずつ入れる。
  ←クロロホルム 5 ml ずつを入れる。
  ←酸性メチレンブルー溶液 1 ml ずつを入れる。
    1分間各比色管を激しく振とうした後，静置する。
[試験液A，Bについて，下層のクロロ
 ホルム層の青色の度合いを比較する]
```

図 6-3　台所用合成洗剤試験のフローチャート

6-3　ホルムアルデヒドの検査

　一般にプラスチックには，フェノール樹脂やユリア樹脂，メラミン樹脂のような熱硬化性樹脂と，塩化ビニルやポリエチレンなどの熱可塑性樹脂とがあります。このうち，細胞傷害を招くホルムアルデヒドが溶出して問題になっているのは，熱硬化樹脂です。フェノール樹脂はフェノールとホルムアルデヒド，ユリア樹脂は尿素とホルムアルデヒド，メラミン樹脂はメラミンとホルムアルデヒドを原料として作られたものです。

　ホルムアルデヒドを水に溶かしたものをホルマリンといい，ホルマリンは防腐の目的で動物標本の保存液や接着剤の中に含まれています。ですから，家具や床材合板の接着剤にも含まれていて，これらから揮散するホルマリンも社会問題にもなっています。

　ホルムアルデヒドは，ごく少量でもタンパク質を凝固させて，細胞機能を抑止したり，細胞を死滅させたりします。このようなことから，食品衛生法では，食品に殺菌剤や保存料としてホルマリンを使用することは禁止されています。また，熱硬化樹脂製食器からのホルムアルデヒドの溶出限度は，0.0004 %（4 ppm）以下とされています。

ホルムアルデヒド検出の原理

　ホルムアルデヒドは，弱酸性下(pH 5.5～7.0)でアセチルアセトンおよびアンモニウムイオンと共存すると，下式のように反応して，3,5-ジアセチル-1,4-ジヒドロルチジンを生成します。生成したこの物質の色は黄色ですので，この性質を利用してホルムアルデヒドを検出することができます。

　本検査法は，椀などの容器に酢酸酸性の水を入れて温め，容器からホルマリンを溶け出させます。この水にアセチルアセトンと酢酸アンモニウムを加えホルムアルデヒドと反応させて，黄色の物質である3,5-ジアセチル-1,4-ジヒドロルチジンを生成させるものです。この反応式は次のとおりです。

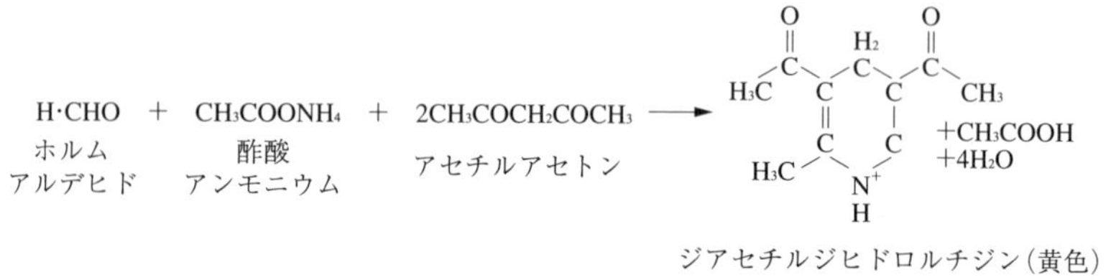

$$H \cdot CHO + CH_3COONH_4 + 2CH_3COCH_2COCH_3 \rightarrow \text{ジアセチルジヒドロルチジン(黄色)} + CH_3COOH + 4H_2O$$

ホルム　　　　酢酸　　　　　アセチルアセトン
アルデヒド　アンモニウム

図6-4　ホルマリンの発色機構

試　薬

① 4％酢酸溶液：氷酢酸4 ml を水で薄めて100 ml とします。
② アセチルアセトン試液：酢酸アンモニウム150 g を水700 ml に溶かし，これに酢酸3 ml およびアセチルアセトン2 ml を加えて，さらに水を加えて全量を1 L とします（用時調製）。

試料溶液の調製

① 皿・椀・コップなどは，あらかじめよく水洗した後，60 ℃に加温した4％酢酸溶液を満たし，時計皿などで覆って60 ℃を保ち，ときどきかき混ぜながら30分間放置します。この液を試料液とします。
② 匙，箸などは表面積1 cm^{2}当り2 ml の割合で4％酢酸溶液（60 ℃）に浸し，60 ℃に保って30分間放置します。この浸出液を試料溶液とします。
③ 食器戸棚などの場合は，磁製皿に4％酢酸100 ml を入れ，戸棚中央に24時間静置したものを試料溶液とします。

操作方法

① 試料溶液 5 ml を試験管にとり，アセチルアセトン試液 5 ml を加えてよく振り混ぜます。
② これを沸騰水浴中で約 10 分間加熱します。
③ ホルマリンが存在すれば，試料液は黄色に発色します。ホルムアルデヒドの濃度に比例して，色が濃くなります。

試料液の調製

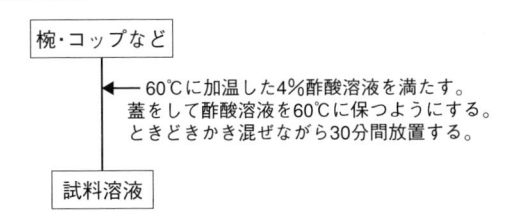

```
椀・コップなど
      ← 60℃に加温した4%酢酸溶液を満たす。
        蓋をして酢酸溶液を60℃に保つようにする。
        ときどきかき混ぜながら30分間放置する。
試料溶液
```

測　定

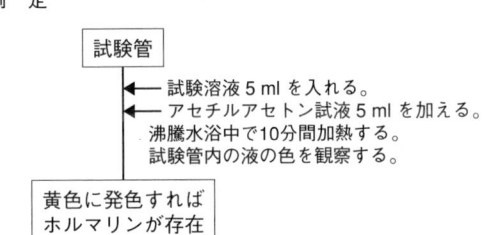

```
試験管
      ← 試験溶液 5 ml を入れる。
      ← アセチルアセトン試液 5 ml を加える。
        沸騰水浴中で10分間加熱する。
        試験管内の液の色を観察する。
黄色に発色すれば
ホルマリンが存在
```

図 6-5　ホルムアルデヒド定性検査のフローチャート

7　飲料水の水質試験

　生物の生存にとって水は必須な物質ですが、健康維持のためには衛生的な水でなければなりません。

　ビルディングやマンションなど高い建物では、公共水道の水をいったん貯水槽に貯め、使用することが多くなっています。こうした水は、衛生管理がおろそかになり、健康被害を起こすおそれがあります。そこで、こうした水の水質検査が行われています。

　水道水の水質については、水道法の中で飲用水としての基準（含有成分基準）が規定されています。この基準に適合するかどうか、すなわち、飲用に適するか否かを判定するための検査で、主として水源に由来した汚物・汚染の有無をみる化学物質と微生物とに関するものです。

　こうした場合に必ず行わなければならない水質検査の項目は、外観、臭、味、アンモニア性窒素、亜硝酸性窒素、残留塩素、細菌数、大腸菌群です。

外　観：無色透明であること。

　　　　自然水の多くは、その環境に応じて、色調、浮遊物および泡立ちなど特異な状態を示すことがあります。

　　　　測定の方法は、ビーカーに検水 200 ml をとって色調、濁り、浮遊物、生物などの有無を観察します。

臭　気：無臭であること。

　　　　臭気は、汚水の混入、プランクトンの繁殖、地質、塩素殺菌などで発生します。臭気の測定は次のようにします。

　　　　① 試料水 100 ml を 300 ml 容の共栓三角フラスコにとります。
　　　　② 臭気を調べた後、軽く栓をして 40 〜 50 ℃に暖めます。
　　　　③ 密栓して激しく振り混ぜます。
　　　　④ 開栓してただちに臭気を調べます。
　　　　　水温が低いときには感じなかった臭いも、暖めることにより、よく感じるようになります。

味：無味であること。

味は地質の性状や海水の混入による場合もありますが，プランクトンの繁殖や下水，工場廃水の混入なども原因となります。さらに，配管金属の溶出による事例もあります。

味の検査は，室温で味わいますが，無味の場合は 40 ～ 50 ℃に暖めてから，再度，味の有無を調べます。

アンモニア性窒素：アンモニア性窒素は陰性であること。

アンモニアは，尿尿中に存在していますし，タンパク質やアミノ酸が分解したときにも生成します。

アンモニアの検出法：検水約 5ml を試験管に採り，これにネスラー試薬を約 0.5ml 加えます。このとき，検液が白濁すればアンモニア性窒素が存在したことになります。ネスラー試薬とアンモニア NH_3 との呈色反応を次式で示すことができます。

$2(Na_2HgI_4) + 3NaOH + NH_3 \longrightarrow OHg_2NH_2I + 7NaI + 2H_2O$

ネスラー試薬：ヨウ化水銀 HgI_2 100 g を水 50 ～ 70 ml と乳鉢中でよくすり混ぜ，これに NaI 45 g を加えてできるだけ溶かします。これに NaOH 200 g を水約 900 ml に溶かした液を徐々に加えて振り混ぜ，最後に水を加えて 1 L とし，原液とします。原液 100ml を別のメスフラスコにとり，水を加えて全量を 1 L として標準液とします。

亜硝酸性窒素：亜硝酸性窒素は陰性であること。

尿尿中に含まれるアンモニアは，水中で酸化されて亜硝酸に変化します。したがって水中から亜硝酸性窒素が検出されたということは，尿尿汚染が疑われることになります。検査は，グリース・ロメン（Griess-Romijn GR）亜硝酸試薬を使って定性試験を行います。

この方法は，酸性水溶液中の亜硝酸性窒素が，α-ナフチルアミンおよびスルファニル酸と反応して，桃～紅色を示す反応を利用したものです。この GR 試薬による方法は，HNO_2 特有の鋭敏な反応（感度 0.002 ppm）で，右のような構造のものが生成します。

亜硝酸性窒素の検出法：検水を約 5 ml 試験管に採り，これに GR 亜硝酸試薬約 0.5 g を加えて振とうします。10 分後，検水の変化を観察します。赤色～桃色に変色していれば，亜硝酸性窒素が存在したことになります。

GR 亜硝酸試薬：あらかじめ乳鉢中で粉末とした酒石酸 89 g に α-ナフチルアミン 1 g およびスルファニル酸 10 g を均等に混和し，広口の褐色ビンに密栓して保存します。

残留塩素：飲料水の消毒のために添加した塩素の残留量については、水道法施行規則に「給水栓における水が遊離残留塩素を 0.1 mg/l（結合残留塩素の場合は 0.4 mg/l）以上保持するように塩素消毒すること。ただし、供給する水が病原生物に汚染されるおそれがある場合、または病原生物に汚染されたことを疑わせるような生物もしくは物質を多量に含むおそれがある場合の給水栓における水の遊離残留塩素は 0.2 mg/l（結合残留塩素の場合は 1.5 mg/l）以上とする。」と規定されており、遊離残留塩素と結合残留塩素とを区別しています。

そこで、遊離残留塩素および結合残留塩素をそれぞれ分けて定量することができるジエチル-p-フェニレンジアミン（DPD）法を用いて検査します。

残留塩素の発色機構

DPD 試薬は検水中の残留塩素によって、下式のような酸化反応が起こり、赤色のセミキセノンを生成します。

DPD 試薬は中性で遊離残留塩素と直ちに反応して赤色を呈しますが、結合残留塩素との呈色反応速度は遅いので、DPD 試薬を加えて直ちに比色を行えば、遊離残留塩素量だけを測定できます。

$$H_2N-\phenyl-N(C_2H_5)_2 \xrightarrow[-H^+]{-2e} HN=\phenyl=N^+(C_2H_5)_2$$

赤色セミキノン

なお、DPD 酸化反応はほとんど定量的に起こりますが、過剰量の DPD 試薬を添加すると反応が妨害を受けますので、使用量を正確にする必要があります。

試　薬

① DPD 粉末試薬：N,N-ジエチル-p-フェニレンジアミン硫酸塩 0.1 g を無水 Na_2SO_4 9.9 g に混和し、湿気を避けて貯蔵します。淡赤色を示した混和物は使用できません。

② リン酸塩緩衝液：0.2 mol/l KH_2PO_4 溶液 50 ml、0.2 mol/l NaOH 溶液 15.2 ml の割合で pH 6.5 に調整した液 100 ml に、1,2-シクロヘキサンジアミン四酢酸 0.1 g を溶解します。

③ 標準比色液調製用 $KMnO_4$ 溶液：$KMnO_4$ 0.891 g を水に溶かして全量を 1 L とし、原液として褐色びんに貯蔵します。これを 0.25, 0.5,

0.75，1 ml とって 1 L とした溶液は，それぞれ 0.25，0.5，0.75，1 ml/l の塩素溶液に相当します。

④ KI：試薬特級

試験操作

① 2本の比色管にそれぞれリン酸塩緩衝液 0.5 ml をとり，
② DPD 粉末試薬約 0.2 g を加えて混和します。
③ これに試料 10 ml を加えて混和し，
④ 2本のうちの1本はただちに標準比色液を対照にして，目視により定量します。
⑤ ④で目視定量した別の1本の発色した液に，KI 約 0.1 g を加えて溶解します。
⑥ 溶解して2分間放置後，④で行ったと同様に目視により定量します。
⑦ ④で求めた定量値は遊離残留塩素量，⑥で求めた定量値は結合残留塩素量と遊離残留塩素量との合計量（総残留塩素量）です。したがって，結合残留塩素量は⑥で求めた量から④で求めた量を差し引いたものです。

```
比色管A                          比色管B
  ↓                               ↓
  ← リン酸緩衝液0.5 mlを入れる     ← リン酸緩衝液0.5 mlを入れる
  ← DPD粉末試薬約0.2 gを加える    ← DPD粉末試薬約0.2 gを加える
  ← 試料10 mlを加えて混和する     ← 試料10 mlを加えて混和する
                                  ← KI約0.1 gを加えて溶解する
                                    2分間放置する
  ↓                               ↓
発色した検水                    発色した検水

直ちに標準比色液を対照にして目視により定量する
```

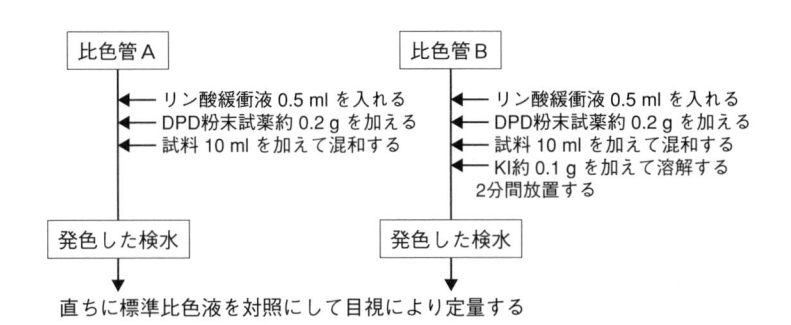

図 7-1　飲料水中の残留塩素検査のフローチャート

一般生菌数：検水 1 ml で形成されるコロニー数が 100 以下であること。

一般生菌数とは，従属栄養細菌のうち，標準寒天培地を用いて 36 ± 1 ℃，24 ± 2 時間の一定条件下で培養したとき，菌集落を形成する好気性および通性嫌気性の従属栄養細菌をしめします。したがって，分類学的に特定の細菌あるいは特定のグループを示した名称ではありません。また，水中のすべての生菌数を示すものではなく，同じ培地を用い温度，時間を変えて培養すると，集落数は変わってきます。

一般細菌として検出される細菌の多くは，病原菌との直接の関連はあ

りませんが，一般細菌が多数検出される水は汚染の程度が高く，ふん便により汚染されていることを疑わせるものです。

環境水では，一般細菌は大腸菌よりはるかに多く存在し，その一部は大腸菌より塩素に対して強い抵抗性を示すので，塩素消毒処理後の水中には一般細菌が大腸菌よりはるかに多く存在します。したがって，塩素抵抗性を示す水系感染の可能性を示す病原微生物の塩素消毒効果を確認するには，一般細菌試験のほうが大腸菌試験より有利です。

培　地　：標準寒天培地
　　酵母エキス　　　2.5g
　　ペプトン　　　　5 g
　　グルコース　　　1 g
　　寒　天　　　　　15 g
　　pH　　　　　　　6.8 ～ 7.7

試薬類
① 標準寒天培地：市販の標準寒天培地（粉末）の所定量を温湯で溶かし，121 ℃，20 分間，高圧蒸気滅菌をします。
② 検水：飲料水
③ 希釈水：生理食塩水を試験管に 9 ml ずつ分注して高圧蒸気滅菌します。生理食塩水とは，濃度 0.85 ％の食塩水です。
④ 滅菌シャーレ：直径 9.0 cm の滅菌済み腰高プラスチックシャーレ（市販品）

操作方法　（図 2-1 参照）
① 1 平板に 30 ～ 300 個のコロニーが得られる希釈を考えて，希釈水を用いて検水を 10 倍希釈，100 倍希釈，1000 倍希釈と，順次希釈します。10 倍希釈液の調整法：滅菌済み生理食塩水 9 ml に試料液 1 ml を加えます。
② 滅菌ピペットを用いて，検水および希釈した各希釈菌液の 1 ml をそれぞれ 2 枚の滅菌シャーレに加えます。
③ 45 ～ 50 ℃に保温しておいた標準寒天培地を約 20 ml ずつ②のシャーレに注ぎ入れ，ゆっくりシャーレを回転しながら菌液と混合した後，平らな場所において培地を固めます。
④ 寒天が固まったら，その上に標準寒天培地を約 5 ml 流し入れ，完全に平板の表面を蓋います（重層するといいます）。
⑤ 表面の寒天が固まったら，36 ± 1 ℃，48 時間培養します。

⑥ 生じたコロニー数を数えて，検水1 ml あたりの生菌数を算出します。

　大腸菌　：陰性であること。

　飲料水の大腸菌試験は，糞便由来の病原菌を含む汚染の指標として行われるものです。大腸菌は通常，人畜の腸管内に生息しているので，水中に大腸菌が存在することは，その水が人畜の糞便などで汚染されていることを意味します。したがって大腸菌と同時に消化器系の病原菌により汚染されている可能性があると考えられます。病原菌の存在を示唆する指標細菌（指標菌）の条件としては，①多数存在し，②水中の増殖は顕著でないこと，③病原菌よりも多数存在すること，④病原菌よりも水界で耐性を持つこと，などの要件を満たすことが必要です。従来は大腸菌群が飲料水などの糞便汚染指標菌として用いられ，水道法に基づく水質基準項目となっていました。しかし，大腸菌群については自然環境に由来するものがあり，大腸菌群の存在が必ずしも人畜の糞便による汚染を意味しない場合があること，また水中でも増殖することなど，糞便汚染，ひいては消化器系病原菌の指標としての特異性に問題があることが指摘されていました。そこで，平成15年に水道水質基準が改定され，大腸菌群にかわって大腸菌が水質基準項目となりました。

　試験方法としては，特定酵素基質培地法を採用することになっています。この方法に使用される培地は，① MMO-MUG 培地，② IPTG 添加 ONPG-MUG 培地，③ XGal-MUG 培地，④ ピルビン酸添加 XGal-MUG 培地の4種類があります。なおこれらの培地は自製が困難なので，通常は市販品を用います。培地成分のみがカプセルに入ったものや培養容器に分注済みの製品もあります。

　水道水質基準の大腸菌はこの試験方法により行い，試料100 ml を試験して陰性であることが求められます。したがって水道水質基準適合判定に際しては大腸菌の定量試験は必要としません。

　培養に際しては，36±1℃と厳格な温度条件が付されているので，恒温水槽を使用する必要があります。培養時間は24時間です。28時間を超える培養は誤陽性が生じる可能性が高いので避けなければなりません。

　培　地　：特定酵素基質培地

① MMO-MUG 培地：MMO-MUG 培地 2.85 g を乾熱滅菌した100 ml 用スクリューキャップ付き試験管など，密栓可能なガラス容器に無菌的に分注したもの。

② IPTG 添加 ONPG-MUG 培地：$(NH_4)_2SO_4$ 2.5 g, $MgSO_4$ 100 mg,

ラウリル硫酸ナトリウム 100 mg, NaCl 2.9 g, トリプトース 5 g, トリプトファン 1 g, o-ニトロフェニル-β-D ガラクトピラノシド (ONPG) 100 mg, 4-メチルウンベリフェリル-β-D-グルクロニド (MUG) 50 mg, イソプロピル-1-チオ-β-D-ガラクトピラノシド (IPTG) 100 mg, トリメチルアミン-N-オキシド 1 g を水約 80 ml に加え, pH を 6.1～6.3 に調整したのち, 水を加えて 90 ml とし, ろ過滅菌します。この 10 ml を乾熱滅菌したスクリューキャップ試験管などの密栓可能なガラス容器に無菌的に分注したものを用います。冷暗所に保存します。

③ XGal-MUG 培地：NaCl 5 g, K_2HPO_4 2.7 g, KH_2PO_4 2 g, ラウリル硫酸ナトリウム 100 mg, ソルビトール 1 g, トリプトース 5 g, トリプトファン 1 g, MUG 50 mg, XGal 80 mg, IPTG 100 mg を無菌的に混合します。この 10 分の 1 量を乾熱滅菌したスクリューキャップ付き試験管などの密栓可能なガラス容器に無菌的に分注したものを用います。冷暗所に保存します。

④ ピルビン酸添加 XGal-MUG 培地：NaCl 5 g, KNO_3 1 g, K_2HPO_4 4 g, KH_2PO_4 1 g, ラウリル硫酸ナトリウム 100 mg, ピルビン酸ナトリウム 1 g, ペプトン 5 g, MUG 100 mg, XGal 100 mg, IPTG 100 mg を無菌的に混合します。この 10 分の 1 量を乾熱滅菌したスクリューキャップ付き試験管などの密栓可能なガラス容器に無菌的に分注したものを用います。冷暗所に保存します。

試　薬　：比色標準液

① MMO-MUG 培地用：o-ニトロフェノール 4 mg, 4-メチルウンベリフェロン 1 mg, N-2-ヒドロキシエチルピペラジン-N-2-エタンスルホン酸(HEPES) 6.9 g, N-2-ヒドロキシエチルピペラジン-N-2-エスタスルホン酸ナトリウム(HEPES-Na) 5.3 g を水 1 L に溶かし, スクリューキャップ付き試験管などの密栓可能なガラス容器に分注したもので, 冷暗所に保存します。

② IPTG 添加 ONPG-MUG 培地用：o-ニトロフェノール 2.5 mg, 4-メチルウンベリフェロン 1.25 mg, トリプトース 5 g を水 900 ml に溶かし, pH を 7.0 に調整した後, 水を加えて 1 L とし, スクリューキャップ付き試験管などの密栓可能なガラス容器に分注したもので, 冷暗所に保存します。

③ XGal-MUG 培地用：アミドブラック 10B 0.25 mg, 4-メチルウンベリフェロン 1 mg, タートラジン 1.25 mg, ニューコクシン 0.25 mg, エタノール 150 ml を混合し, 水を加えて 1 L とし, スクリューキャ

ップ付き試験管などの密栓可能なガラス容器に分注したもので，冷暗所に保存します。

④ ピルビン酸添加 XGal-MUG 培地用：インジゴカーミン 2 mg，o-ニトロフェノール 4.8 mg，4-メチルウンベリフェロン 1 mg，K_2HPO_4 4 g，KH_2PO_4 1 g を水 1 L に溶かし，スクリューキャップ付き試験管などの密栓可能なガラス容器に分注したもので，冷暗所に保存します。

試験操作

検水 100 ml を①から④のいずれかの特定酵素基質培地に接種し，容器を密栓して混和し，培地を十分に溶解させたのち，36 ± 1 ℃，24 時間培養します。培養後，波長 366 nm の紫外線を照射し，用いた培地用の比色標準液よりも強い蛍光を発するものを陽性とします。

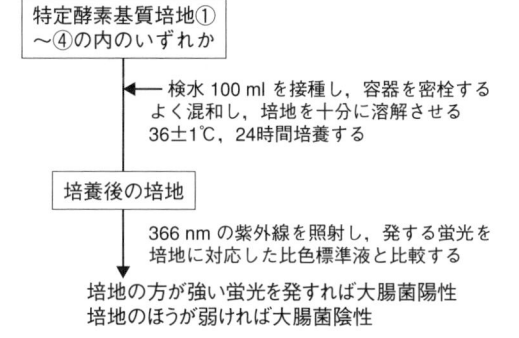

図 7-2　飲料水中の大腸菌検査のフローチャート

8 調理場の環境衛生試験

　調理場や食品などの保管施設は，微生物の汚染や異物の混入に注意を払わなければなりません。また，そこで働く人が良好な環境下で作業ができるように，気温，湿度，気動などにも注意を払うことが大事です。さらに，混入した異物の検出や清潔度を確認できる十分な明るさ（照度）が必要です。

8-1　調理場内の温熱条件

　調理場内は，他の作業場に比べて高温多湿になりやすく，場所による温熱の差が大きいのが特徴です。そのため，作業者の健康について，注意を払わなければなりません。

　人の体温調節は，気温，湿度，気動などによって左右されます。例えば，気温が高くても湿度が低ければ，皮膚からの水分の蒸発が盛んになり涼しく感じますし，さらに，このとき気動があればなお涼しく感じます。気動は，体表近くの空気層を乱したり，体表水分を蒸発させます。体熱の放散は，蒸発する水分量が多いほど大きくなります。ですから，気温の高いときは極力湿度を低くし，風通しをよくし，気温が低いときは，この逆を考えればよいわけです。この奪われる熱のことを気化熱といいます。

　環境の温熱条件を測定するには，気温，湿度，気動，熱放射を測定します。

8-1-1　気　温

　気温は体温調節に大きな影響を与えます。気温が体表温より低い場合は，身体から熱が放射されて寒く感じます。気温が高い場合は，熱の放散が少なく暑く感じることになります。一般に最適温度は 15 ～ 18 ℃とされていますが，季節や衣服の状態，気温，気湿，放射熱などによって異なります。

　気温が 15 ～ 25 ℃のときに人のエネルギー消費は最少となります。気

温が 27 ℃以上では脈拍数，呼吸数ともに増加し，体表面の血管が拡張して，発汗，血圧の低下，尿の濃縮などが起こるようになります。15 ℃以下になると末梢血管の収縮が起こり，四肢の皮膚温が低下し，立毛が起こり，生理的に大きな影響を受けます。

8-1-2 湿 度

湿度の表示は，一般に相対湿度で表します。相対湿度は，空気中の水蒸気の重量（g/m^3）が，同一気温における飽和水蒸気量（相対湿度 100 %）の何%であるかを示しています。

至適湿度は，気温，気動によって異なりますが，一般に，15 ℃で 70 %，18 〜 20 ℃で 60 %，21 〜 23 ℃で 50 %，24 ℃以上で 40 %以下が快適とされています。

また，相対湿度に対して，絶対湿度と呼ばれている表し方もあります。これは，乾燥空気 1 kg 中に何 kg の水蒸気が含まれているかを表したものです。絶対湿度と相対湿度との関係を示したものが，図 8-1 に示す空気線図です。

空気線図は，横軸を気温，縦軸を絶対湿度にとります。このようにすると，相対湿度 100 %の線は右上がりに描かれている曲線の一番上の線になります。この図から空気の飽和水蒸気量（相対湿度 100 %）は，気温の上昇と共に緩やかな 2 次曲線を描いて上昇することがわかります。

冬期の調理場で作業すると，窓ガラスが曇ってくることがあります。これは場内の気温や絶対湿度は上昇しますが，窓ガラスは冷えたままですので，窓ガラスの部分の相対湿度は 100 %を超えています。その結果，窓ガラス部分は結露し曇るのです。例えば，室温 25 ℃，相対湿度 40 %の空気は 11 ℃に冷やすとその空気の湿度はほぼ 100 %になります。

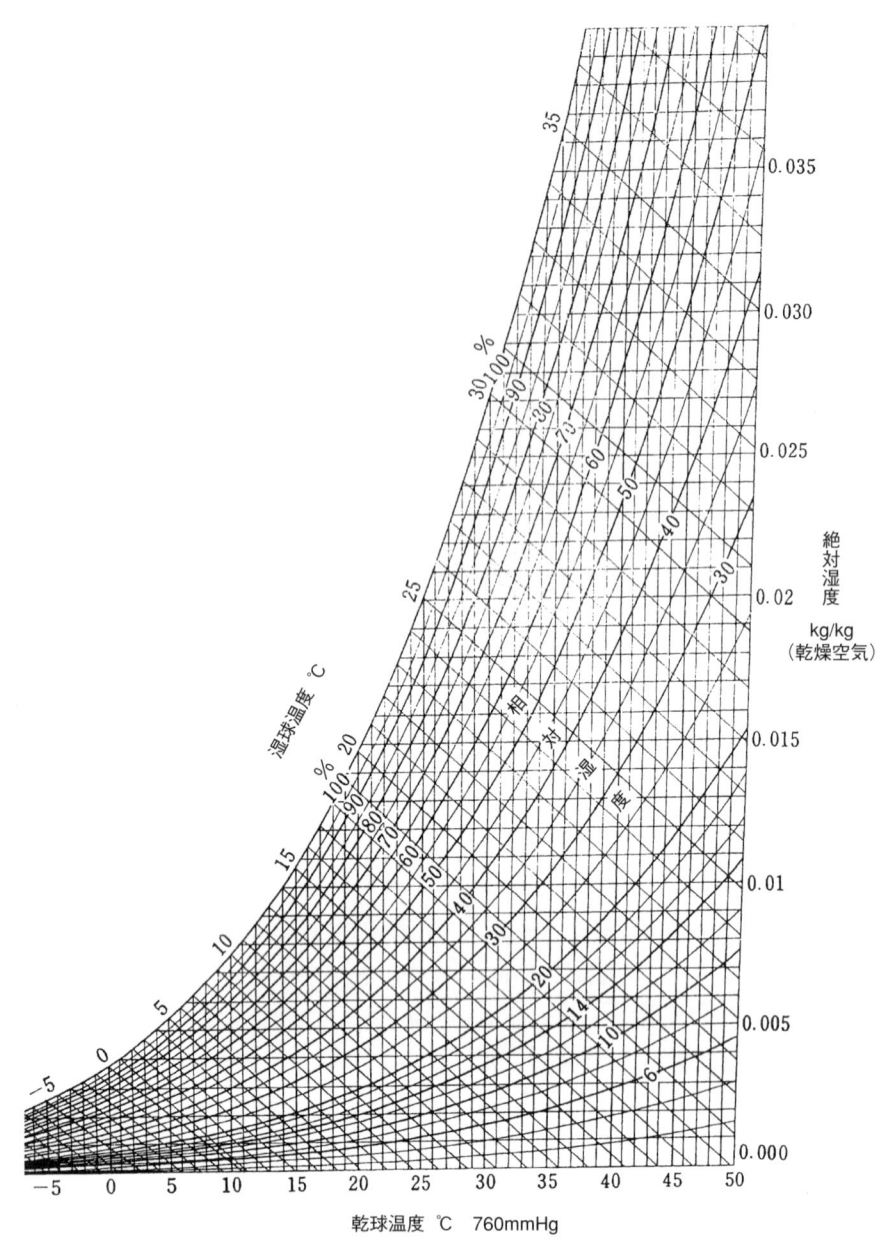

乾球温度と湿球温度との交点に温度が求められ、この点を通る水平線と100％線との交点における数字が露点を示す。

図 8-1　空気線図

8-1-3　気　動

　室内の空気の動きを気動といいます。気動が適当であると多少気温が高くても暑さをそれ程感じません。皮膚からの水分蒸発を容易にするからです。気動が小さいと蒸し暑く感じるばかりでなく、圧迫感を感じるようにもなります。一般的に風速1 m/sec程度で、気温が2℃低く感じられるといわれています。

8-1-4 気温・湿度の測定法

気温の測定には，水銀またはアルコール温度計が使われます。また通常室内の温度測定には，アウグスト乾湿計およびアスマン通風湿度計の乾球温度計が示した温度を採用します。

湿度の測定は，アウグスト乾湿計の乾球温度と湿球温度を読み，それぞれの示度をアウグスト乾湿計湿度表（表 8-1）にあてはめて求めます。乾球温度計と湿球温度計の示度の差が大きいほど湿度は低くなります。

例えば，乾球温度計と湿球温度計の示度がそれぞれ 15 ℃，10 ℃であれば示度の差は 5 ℃となります。したがって，表中 t' の欄の 10 の行をみます。乾球温度(t)と湿球温度(t')の差が 5 ℃ですから，$t - t' = \Delta t$ の 5.0 の列をみると，t' が 10 の行で Δt が 5.0 の列の交差している 47 が湿度を示しています（円で囲ってある）。同様に，気温 30 ℃，湿球温度 28 ℃のときは，湿球温度との差（Δt）が 2.0 となり，湿球温度(t') 28 ℃と交差している欄が 83 となります（円で囲ってある）。ですから，湿度はそれぞれ 47，83 ％となります。

表 8-1　アウグスト乾湿計湿度表

Δt / t'	0.5	1.0	1.5	2.0	2.5	3.0	3.5	4.0	4.5	5.0	5.5	6.0	6.5	7.0	7.5	8.0	8.5	9.0	9.5	11.0
0	90	80	71	63	56	49	43	37	32	28	23	20	16	13	10	8	6	4	2	1
1	90	81	72	65	58	51	45	40	35	30	26	22	19	16	13	11	9	7	5	4
2	90	82	74	66	59	53	47	42	37	33	29	25	22	19	16	14	11	10	8	6
3	91	82	75	67	61	55	49	44	39	35	31	27	24	21	19	16	14	12	10	9
4	91	83	75	69	62	56	51	46	41	37	33	30	26	24	21	19	16	14	13	11
5	91	84	76	70	64	58	53	48	43	39	35	32	29	26	23	21	19	17	13	13
6	92	84	77	71	65	59	54	49	45	41	37	34	31	28	25	23	21	19	17	15
7	92	85	78	72	66	61	56	51	47	43	39	36	33	30	27	25	23	21	19	17
8	92	85	79	73	67	62	57	52	48	44	41	37	34	32	29	27	25	23	21	19
9	93	86	79	74	68	63	58	54	50	46	42	39	36	33	31	28	26	24	23	21
10	93	86	80	74	69	64	59	55	51	㊼	44	41	38	35	32	30	28	26	24	23
11	93	87	81	75	70	65	60	56	53	49	45	42	39	36	34	32	30	28	26	24
12	93	87	81	76	71	66	61	57	54	50	47	43	41	38	35	33	31	29	27	26
13	94	87	82	76	71	67	62	58	55	51	48	45	42	39	37	34	33	30	29	27
14	94	88	82	77	72	68	63	59	56	52	49	46	43	40	38	36	34	32	30	28
15	94	88	83	78	73	68	64	60	57	50	47	45	42	39	37	35	33	31	29	
16	94	88	83	78	74	69	65	61	58	54	51	48	45	43	40	38	36	34	32	30
17	94	89	83	79	74	70	66	62	59	55	52	49	46	44	41	39	37	35	33	31
18	94	89	84	79	75	70	67	63	59	56	53	50	47	45	42	40	38	36	34	32
19	94	89	84	80	75	71	67	63	60	57	54	51	48	46	43	41	39	37	35	33
20	95	89	85	80	76	72	68	64	61	58	55	52	49	47	44	42	40	38	36	34
21	95	90	85	80	76	72	68	65	62	58	57	53	50	47	45	43	41	39	37	35
22	95	90	85	81	77	73	69	66	62	59	56	53	51	48	46	44	42	40	38	36
23	95	90	86	81	77	73	70	66	63	60	57	54	51	49	47	45	42	40	39	37
24	95	90	86	82	78	74	70	67	63	60	58	55	52	50	47	45	43	41	39	38
25	95	90	86	82	78	74	71	67	64	61	58	56	53	50	48	46	44	42	40	38
26	95	91	86	82	78	75	71	68	65	62	49	56	54	51	49	47	45	43	41	39
27	95	91	87	83	79	75	72	68	65	62	49	57	55	52	50	48	46	44	42	40
28	95	91	87	㊼	79	75	72	69	66	63	60	57	55	52	50	48	46	44	42	40
29	95	91	87	83	79	76	72	69	66	63	60	58	55	53	51	48	46	44	43	41
30	96	91	87	83	80	76	73	70	67	64	61	58	55	53	51	49	47	45	43	41
31	96	91	87	83	80	76	73	70	67	64	61	59	56	54	52	50	48	46	44	42
32	96	91	88	84	80	77	73	70	67	65	62	59	57	54	52	50	48	46	44	43
33	96	92	88	84	80	77	74	71	68	65	62	60	57	55	53	51	49	47	45	43
34	96	92	88	84	81	77	74	71	68	66	63	60	58	55	53	51	49	47	45	43
35	96	92	88	84	81	78	74	71	68	66	63	61	58	56	54	51	49	47	46	44

t……乾球示度（℃），t'……湿球示度（℃）

アウグスト乾湿計は，図8-2のように2本のアルコール温度計からなっています。

一本の温度計は通常の温度計で，これを乾球温度計とします。他の一本の下部にある球部はガーゼで覆われています。ガーゼの先端は下方にある水つぼ中の水に浸かっています。ですから，ガーゼに包まれている球部は常に濡れていますが，水中に浸かってはいません。このようにするとガーゼについている水は徐々に蒸発します。湿度が高ければあまり蒸発しませんが，低ければよく蒸発します。蒸発量が多ければ気化熱も大きくなるので，乾球温度計との温度差が大きくなります。

アスマン通風湿度計は，比較的大きな体積の空気の平均温度および湿度を正確に測定する場合に使用します。乾球温度計と湿球温度計を挿入した金属筒(AとB)，その上部(F)にはゼンマイ装置と歯車が備えてあります。これに連結したネジ(G)を回してゼンマイを巻きます。これによって翼車(E)が回転し乾球，湿球温度計の下端から空気を急速に吸引する仕掛けになっているものです。乾球・湿球を挿入した金属筒が外部からの放射熱を遮断するので，正確な温湿度が測定できます。測定方法は，乾球・湿球温度計の示度が安定するまで翼車を回し続け，温度計の示度が一定になった時点で示度を読みます。アウグスト乾湿計湿度表と同様にアスマン通風湿度計湿度表を用いて，試料空気の湿度を求めます。

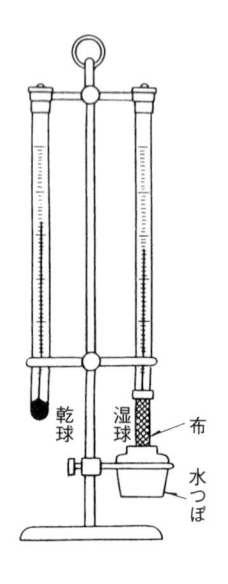

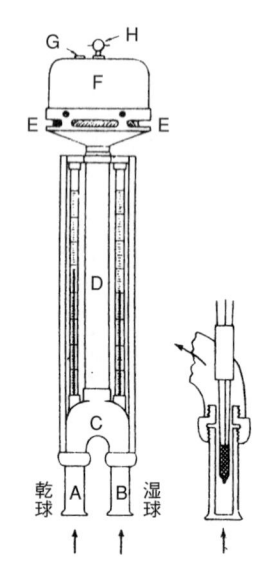

図8-2　アウグスト乾湿計　　図8-3　アスマン通風湿度計

8-1-5　気動の測定法

気動の測定は，乾カタ温度計を用います。これは特殊な構造をしたも

ので，図 8-4 に示してあるように，大きな球部を持つアルコール温度計です。上部に安全球がついています。
① 乾カタ温度計の下部にある球部を温水中で加温して，アルコール柱を上部の安全球まで上昇させます。
② 次に，球部を温水から出し，ただちに球部の水分を拭き採ります。
③ アルコール柱は徐々に降下してきますので，アルコール柱が 38 ℃の線から 35 ℃の線までの 3 ℃下がる時間を秒単位で測ります。これをカタ冷却時間とします。
④ 乾カタ温度計による気動算出表を用いて，このカタ冷却時間とカタ常数(F)とからカタ冷却力(H)を求めます。
⑤ さらに，求めたカタ冷却力と気温から気動を求めます。

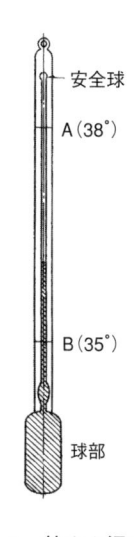

図 8-4 乾カタ温度計

乾カタ温度計を用いた気動測定法の例
　この例では，気温 20 ℃，使用した乾カタ温度計のカタ常数（F）を 400 とします。
① 乾カタ温度計のアルコール柱を安全球まで上昇させます。
② 球部を温水から出した後，アルコール柱が 38 ℃から 35 ℃まで 3 ℃下がるのに要した時間が 50 秒だったとします。
③ 図 8-4 に示す乾カタ温度計による気動算出表のカタ常数（F）400 の点と冷却時間 50 秒の点を直線で結びます。
④ さらにその線を延長すると，冷却力（H）8 の点で交わります。
⑤ 冷却力 8 の点と気温 20 の点を直線で結びます。
⑥ この線を延長すると，風速 0.6 m/sec が求められます。

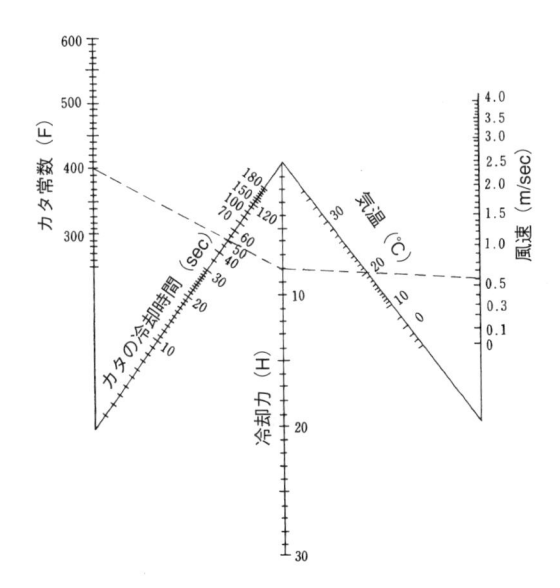

図 8-5　乾カタ温度計による気動算出表

8-1-6 不快指数

夏期の蒸し暑さの度合いを表すものとしてよく使われるものに不快指数があります。不快指数は，アウグスト乾湿計の乾球温度と湿球温度を使って，次の式

　　　不快指数　＝　（乾球温度＋湿球温度）× 0.72　＋　40.6

で表されます。

日本人では，不快指数 70 で約 10 %，70 ～ 75 で約 50 %，80 以上で 100 % の人が不快と感じるとされています。しかし，この指数には風の影響は考えられていないので，かぜの有無によって感じ方は変わってきます。

8-2　空中落下細菌検査

空気の細菌試験は，空気の汚染度を知る試験法の一つとして日常的に行われており，そのうちの落下細菌法は，従来から広く行われています。

空気中には細菌やウイルスなど多くの微生物が浮遊していますが，その大部分は無害の細菌やカビ類と考えられています。しかし，製菓工場や食品の製造場所などでは注意を要します。空中細菌が多い場合にはアレルギーの発症など健康に不適な状態になることが多く，衛生上の危害が発生し易いとみなされます。室内空気の細菌数の変動は，室内清掃と換気および人の出入りや在室者の人数の多少に左右されます。

空気中の粉塵発生源は，土壌や地表の腐植，排泄物，衣服に付着したほこりなどからの塵埃で，これらから発生する空気中の粉塵の大きさは 1 ～ 100 μm です。このうちの 10 μm 以下の微細塵埃の大部分は，大気中に浮遊し浮遊粉塵となります。したがって，空気中の全ての細菌数を検査するためには，細菌類などが通過しないフィルターを装着した吸引装置を用いて検査しなければなりません。しかし，粒子が大きい粉塵に付着した細菌類は，空中落下細菌として調べることができます。空中落下細菌数を調べることによって，日頃からの清潔，清掃の良否を判断します。

調理場など食品を取り扱う施設の衛生確保は，微生物学的調査によって評価します。集団給食施設，弁当・惣菜類の製造所などにおいては，特に微生物対策が重要ですので，空中落下細菌検査を定期的に行うよう指導されています。そこで，1979(昭和 54)年に「弁当・そうざいの衛生規範」，1981(昭和 56)年に「漬物の衛生規範」，1983(昭和 58)年に「洋生菓子の衛生規範」，1987(昭和 62)年に「セントラルキッチン・カミサリーの衛生規範」が厚生省から通達されています。

培地

① 温湯で標準寒天培地を溶かして，120℃，15分間高圧蒸気滅菌します。
② 直径9cmの滅菌済みシャーレに，①の培地を15〜20mlずつ分注します。
③ これを放冷して固めます。

操作方法

落下細菌の測定方法について，「弁当・そうざいの衛生規範」で次のように定められています。

試料採取

測定場所ごとに，③のシャーレを3枚ずつ用意します。
シャーレの置き場所は床面から80cmの高さの調理台面などとします。
シャーレの蓋を静かにとって水平面に5分間水平に静置した後，再び静かに蓋をかぶせます。

培養

これを36±1℃，24〜48時間培養します。

集落の算定

培養後，コロニー数をシャーレごとに計数し，3枚の平板上のコロニー数を平均して，平板1枚当たりの細菌数とします。

菌数計算

得られた1平板当たりのコロニー数（平均値）を落下細菌数とします。
測定は作業中に行います。

結果の検討

「弁当・そうざいの衛生規範」などに下表に掲げるような，空中落下細菌の望ましい基準が示されています。

表8-2 弁当・そうざいの衛生規範に基づく基準

区　分	施　設	空中落下細菌数
汚染区域	下ごしらえ場	100個以下
準汚染区域	調理場	50個以下
清浄区域	盛りつけ場	30個以下

付　表

付表1　弁当・そうざいの衛生規範による製造所の環境衛生要望基準

弁当原料及び製品	生菌数	大腸菌（E.coli）	黄色ブドウ球菌
卵焼，フライなどの加熱処理したもの	10万/g以下	陰　性	陰　性
サラダ，生野菜などの未加熱品	100万/g以下	－	－

付表2　洋生菓子の衛生規範に基づく製菓材料の成分規格

原材料名		成　分　規　格
小麦粉		耐熱性菌（芽胞）　……　1,000/g
デンプン		
砂　糖		
卵　類		サルモネラ　……　陰性
ナッツ類		アフラトキシン　……　陰性
乳及び乳製品	生乳	生菌数　……　400万/g以下
	牛乳	生菌数　……　5万/g以下、大腸菌群　……　陰性
	濃縮乳	生菌数　……　10万/g以下
	クリーム	生菌数　……　10万/g以下、大腸菌群　……　陰性
	加糖練乳	生菌数　……　5万/g以下、大腸菌群　……　陰性
	無糖練乳	生菌数　……　0/g
	チーズ及びバター	大腸菌群　……　陰性
	脱脂乳及び脱脂粉乳	細菌数　……　5万/g以下、大腸菌群　……　陰性

付表3　そうざい類の細菌検査結果*

項目 食品名	検査数	生菌数（1g当たりの個数）					大腸菌群	
		≦10	<10^2	<10^3	<10^4	10^4≦	－	＋
サラダ	35	0	2	4	12	17	10	25
煮　物	86	31	24	13	15	3	56	30
焼きもの	17	3	6	6	2	0	16	1
蒸しもの	13	7	3	1	0	2	13	0
和えもの	2	0	0	1	1	0	2	0
煮豆類	19	2	5	4	7	1	15	4
卵加工品	29	24	3	1	1	0	28	1

*　東京都福祉保健局：食品衛生関係事業報告（平成12年版～16年版）より

付表4　食肉製品・魚肉練り製品の細菌検査結果*

項目 食品名	検査数	生菌数（1g当たりの個数）					大腸菌群	
		≦10	<10^2	<10^3	<10^4	10^4≦	－	＋
魚肉ねり製品	214	178	23	8	3	2	214	0
加熱食肉製品	522	352	76	57	31	6	522	0

*　東京都福祉保健局：食品衛生関係事業報告（平成12年版～16年版）より

付表5　生菓子の細菌検査結果*

項目 食品名	検査数	生菌数（1g当たりの個数）					大腸菌群	
		≦10	<10^2	<10^3	<10^4	10^4≦	－	＋
和生菓子	29	7	12	7	2	1	26	3
洋生菓子	124	25	53	38	7	1	108	16

*　東京都福祉保健局：食品衛生関係事業報告（平成12年版～16年版）より

参考図書

明解 食品衛生学実験，遠藤英美・西垣進 著，三共出版，1989．
食品衛生検査指針（微生物編），日本食品衛生協会 1992．
食品衛生検査指針（食品添加物編），日本食品衛生協会 2003．
食品衛生検査指針（理化学編），日本食品衛生協会
衛生試験法注解，日本薬学会 編，金原出版 1973, 1990, 2000．
臨床化学の技術，柴田進・高橋浩 著，金原出版 1960．
入門クロマトグラフィー，BOBBITT・SCHWARTING・GRITTER
　　著（原昭二・渡部烈 訳）東京化学同人，1971．
機器分析，田中誠之・飯田芳男 著，裳華房，1971．
標準微生物学，川名林治・横田健 編，医学書院，1981．
食品環境実験50，藤田修三，山田恭正 編，医歯薬出版，1999．
井部明広・斉藤和夫・中里光男・菊地洋子・藤沼賢司・直井家寿太・二
　　島太一郎，食品中のアスパルテーム分析法，食品衛生学雑誌，26（1）
　　1-6, 1985
守安貴子・中里光男・小林千種・菊地洋子・早野公美・田村行弘，
　　HPLCによる食品中のアセスルファムK，サッカリン及びアスパル
　　テームの分析法，食品衛生学雑誌，37（2）91-96. 1996
食品衛生関係事業報告（平成12年版～16年版），東京都福祉保健局．

付録　ワンポイントチェック問題

（　）にあてはまる語を書き入れなさい。（　）内に同じ記号のある（　）には，同じ語がはいります。
また正否を問う問題については，文頭に〇×印を記入して答えなさい。　⇒で示した数字は該当頁

1．細菌に関する記述のうち，誤っているものに×印を付けなさい。⇒ 8 〜 20
　① 細菌の成分の約 70 〜 85 ％は，タンパク質である。
　② 生きた細胞内でのみ発育する。
　③ 細菌の芽胞は，熱や乾燥に対しては抵抗が強い。
　④ 細菌の増殖には，十分な水分が必要である。

2．細菌に関する記述のうち，正しいものに〇印を付けなさい。⇒ 8 〜 20
　① 形はすべて球形である。
　② 多くの細菌は，pH 7.0 〜 7.4 で発育する。
　③ 細菌の発育，増殖は，温度によって大きな影響を受ける。
　④ 細菌の増殖には，必ず酸素が必要である。

3．滅菌，消毒に関する記述のうち，正しいものに〇印を付けなさい。⇒ 20 〜 23
　① 滅菌とは，あらゆる微生物を死滅させるか，除去をして，微生物が存在しない状態にすること。
　② 滅菌には，煮沸滅菌，乾熱滅菌，間歇加熱滅菌，高圧蒸気滅菌など，熱を使用する方法と，ろ過滅菌，有毒ガスを用いるガス滅菌，放射線滅菌，紫外線滅菌法など，物理的な方法がある。
　③ 高圧蒸気滅菌とは，飽和水蒸気圧を上げて，温度 100 ℃，1 気圧の状態を 15 〜 20 分間保つ。
　④ ガス滅菌とは，加熱により変質，変形するような器具類の滅菌に用いられる方法で，エチレンオキサイドガスやホルムアルデヒドガスなどが使用される。

4．微生物を形状から区分し，その大きさを大きい方から順に並べると，（　　　），（　　　），（　　　），（　　　），（　　　）（　　　）となります。また，ウイルスの大きさを表す単位は（　　　），その他の微生物の大きさを表す単位は（　　　）で表します。⇒ 10

5．細菌の構造は，菌体の一番外側が硬い（　　　）で覆われ，その内側には薄い（　　　[a]）あり，（　　　[a]）は（　　　[b]）包んでいます。（　　　[b]）には，生存に必要な（　　　）や（　　　）などが含まれています。細菌の種類によっては，菌体の一番外側に（　　　）を持つもの，運動器官としての（　　　）や細胞表面へ付着するために必要な（　　　）を持っています。また生活環境によって（　　　）を形成するものもあります。⇒ 12

6．細菌の（　　　[c]）（　　　[d]）を光学顕微鏡で観察するときは，細菌を色素で染色して，（　　　[c]）（　　　[d]）がはっきり見えるようにします。細菌の染色方法としてよく使われるものに（　　　[e]）があります。この（　　　[e]）の方法は，次の通りです。まず，スライドガラスの上に細菌を（　　　）し，これを（　　　）します。これに染色液クリスタルバイオレット液をかけて約 1 分間染色した後，水洗します。次に，

（　　　　）液をのせて約1分間放置します。（　　　　　　）の中で色素が溶け出さなくなるまで良く振り洗いします。これを水洗した後，（　　　　　）液で約2分間染色します。最後に，水洗，乾燥し，これを顕微鏡で（　　　　）します。このときの顕微鏡の倍率は（　　　　）倍です。普通の細菌は，（　　　　）程度の大きさに見えます。したがって，細菌の大きさは約（　　　　　）ということになります。　⇒14〜16

7．細菌は（　e）を行うことにより，（　f）と（　g）に分けることができます。クリスタルバイオレット液で染めることができる細菌を（　　　f）と呼び，染色されないものを（　　　g）といいます。この方法で染色しますと，大腸菌群は（　　　）に，ブドウ球菌やナットウ菌は（　　　）に染まります。　⇒14〜15

8．細菌類は，1個の細胞が2個の細胞に（　h）することにより増殖します。したがって，この（　h）が10回繰り返されると，1個の細菌は約（　　　）個にまで増えることになります。この分裂が20回繰り返されたとしたら細菌の数は，約（　　　）個に，30回分裂したら約（　　　）個になります。　⇒17

9．細菌やウイルスなどヒトの目で判別できないような小さい生物を（　i）といいます。（　i）は衛生の面から考えるとき（　j）と（　k）に分けることができます。例えば，インフルエンザウイルスやSARSウイルス，HIVなどは（　l）ウイルスであり，赤痢菌，コレラ菌，黄色ブドウ球菌などは（　l）細菌です。一方，ナットウ菌などは（　　　）細菌です。細菌類は，必要な栄養，都合のよい（　　　）や（　　　）などにめぐり合うと，よく増殖します。しかし，新しい環境では，しばらくの間増殖しません。この時期を（　　　　）といいます。次いで，急激に増殖します。この時期を（　　　　）といいます。やがて細菌数がほぼ一定になり，この時期が過ぎると細菌数は減少していきます。一定になった時期を（　　　），減少に転じた時期を（　　　　）といいます。　⇒17〜18

10．（　　）微生物，（　　）微生物を問わずすべての微生物を死滅させることを（　　　）といい，病原微生物を殺滅するか，取り除くか，あるいは感染力を失わせることを（　　　）といいます。　⇒20

11．酸素があると増殖できない細菌を（　　n）といい，酸素があってもなくても増殖できる細菌を（　　　　）細菌といい，酸素がないと増殖できない細菌を（　　　）細菌といいます。　⇒20

12．微生物は高温に（　　　），低温に（　　　）のが普通です。病原微生物の大部分は，60〜70℃で死滅します。しかし，この温度では生菌数が"0（ゼロ）"にならないことがあります。これは（　　　）が存在していたからです。　⇒19

13．実験室内では，白金耳や白金線などブンゼンバーナーの火炎で滅菌します。これを（　　　　）といいます。ガラス製のピペットやコンラージ，金属製の滅菌には，160℃，30分間加熱する（　　　　）を実施します。すべての微生物を死滅させる滅菌法は，121℃，20分間加熱する（　　　　）です。　⇒20〜21

14．食品の衛生的品質が良好であるか，そうでないかをみるために，（　m），大腸菌群数，大腸菌の有無などの検査をします。これらを（　　　）と呼んでいます。　⇒24

15．（　m）は，標準寒天培地を用いて（　　　）℃で48時間培養を行い，生じたコロニー数に希釈倍数を乗じて検体1gまたは1ml中の細菌数として表わします。これは好気的な条件で発育した中温性の細菌数を測定する方法なので，もしウエルシュ菌などの（　　　n），低温細菌あるいは腸炎ビブリオなどの（　　　）などが大量に存在していたとしても，これらの細菌は検出できません。　⇒24

16. 大腸菌群は、『グラム（　　　）の無芽胞桿菌で、（　　　）を分解して酸と（　　　）を産出する好気性または通性嫌気性の細菌群』と定義されています。これらの細菌は（　　　）中だけではなく自然界にも広く分布しています。⇒24

17. 大腸菌群の細菌は、熱に（　　　）く60℃の加熱で容易に（　　　）しますので、加熱調理した食品から大腸菌群の細菌が検出されたということは、不適当な（　　　）や加熱後の（　　　）など取り扱いの（　　　）を示すことになります。そこで、大腸菌群は（　　　）の高い良質の食品であるかどうかを示す（　　　）の一つとなっています。⇒24

18. 食品中の大腸菌群数を検査するときは、（　　　　　　）寒天培地を用いて、（　　　）℃で20時間培養し、平板上に生じた（　　　）の定型的コロニーを数えます。⇒31

19. ブドウ球菌食中毒は、食品中で黄色ブドウ球菌が増殖する際に菌体（　　）に産生した毒素（　　　ᵒ）による食中毒で、（　　　）を中心とした中毒症状を呈します。また、潜伏時間は1～5時間程度と（　　　）のが特徴です。黄色ブドウ球菌は、普通の細菌と同様に熱に弱いのですが、産生した毒素（　　　ᵒ）は、120℃で20分間加熱しても（　　　）しません。⇒39

20. 黄色ブドウ球菌を検出するための培地として、（　　ᵖ）加マンニット食塩寒天培地が広く用いられています。この（　ᵖ）は、（　　　）反応をみるために加えられています。この反応によって、平板上の黄色ブドウ球菌のコロニーの周辺は白く不透明になり、他のブドウ球菌との鑑別が容易になります。また、黄色ブドウ球菌は（　　ᵍ）に対する抵抗性が強く、7.5％の（　　ᵍ）が含まれる培地中でもよく増殖します。一般の細菌は、この培地ではほとんど増殖することができません。⇒39

21. 腸炎ビブリオは、グラム（　　　）の桿菌で、菌体の一端に（　　　）を持ち、（　　　）なので海水中に生息しています。アルカリ性を好みpH（　　　）の培地でよく増殖します。腸炎ビブリオの特徴の一つに（　　　）が速く、至適発育条件下では、約（　　　）に一回分裂をします。⇒41

22. 腸炎ビブリオの分離培地には（　　　）培地があります。この培地に含まれる（　　　）は、グラム陽性菌の発育を阻止します。また培地のpHは（　　　）で、腸炎ビブリオと他のビブリオを区別するために（　ʳ）が添加されています。腸炎ビブリオは、（　ʳ）を分解しないため発育したコロニーは、アルカリ側呈色の（　　　）を示します。他のビブリオは（　ʳ）を分解して酸を産生するので、発育したコロニーは（　　　）になります。⇒42

23. サルモネラ菌属は、（　　　）に属し、周毛性の鞭毛を持つグラム陰性の桿菌です。サルモネラ属の特徴は、大腸菌群のように乳糖を分解せずに、分離培地に含まれる硫黄分を含むアミノ酸（含硫アミノ酸）を分解して（　ˢ）を産生することです。食中毒型のサルモネラ症は、細菌性食中毒の中でも頻度は高く、その感染源には、（　　　）とその加工品、および（　　　）とその調理品などが多いです。⇒44

24. サルモネラ菌属の分離培地には、（　　　）培地や（　　　）培地があります。サルモネラが産生した（　ˢ）は、培地中のクエン酸鉄アンモニウムやクエン酸鉄の（　　　）と反応し硫化鉄を作るので、サルモネラ菌属のコロニーの中心部は、（　　　）の透明集落になります。⇒44

25. 食品に使用することができる食品添加物としては、『既存添加物名簿』に記載されている489種と、分解以外の化学的手段を用いて製造した物質で、人の健康を損なうおそれない場合として（　　　）が認めた化学的合成品の食品添加物338品目があります。⇒50

26. 食品添加物など化学物質によるヒトの健康への（　　　）をみる指標として、1日摂取許容量、（　　ᵀ）

あります。（　　T　）は，実験動物を用いて様々な毒性試験を行い，この結果から，人間が一生涯，毎日摂取しても健康障害を起こさないと考えられる量を求めます。これに（　　　　）1／100を掛けたものです。ですから（　　T　）は，『その化学物質の1日摂取量は，体重1 kgあたり何 mgまでなら安全です』を示すもので，（　　　　）で表わされます。⇒50

27. 化学検査には，（　　U　）と（　　V　）があります。（　　U　）とは，検査しようとする物質が，試料の中に含まれているか，含まれていないかをみる検査です。（　　V　）は，もし検査しようとする物質が含まれていたら，一定量の試料中にどのくらいの量が含まれているかを測定する検査です。⇒50

28. 食品および食品添加物の規格基準によって，食品に使用できる（　　W　）は，食用赤色2号，食用赤色3号，食用赤色40号，食用赤色102号，食用赤色104号，食用赤色105号，食用赤色106号，食用黄色4号，食用黄色5号，食用青色1号，食用青色2号，食用緑色3号の合計12種類です。⇒54

29. （　　W　）は，すべて水溶性酸性色素なので，（　　　　）中でタンパク質と容易に結合し，（　　　　）中では染色したタンパク質から色素が溶け出してきます。⇒54～55

30. 食品を染めているタール色素を検査するときは，食品からの抽出液をまず（　　　　）にして，抽出液で毛糸を染めます。この毛糸をよく洗った後，（　　　　）水の中に入れて緩やかに加熱し，毛糸から色素を抽出します。この色素液を濃縮して，この濃縮液をろ紙にスポットし，そのろ紙を（　　　　）槽の中で展開します。

    展開し終えたろ紙には，さまざまな高さのところに色素が展開されています。原点から移動した色素までの長さを，原点から展開液の溶媒先端までの長さで割った値を（　　X　）値といいます。したがって，（　　X　）値は常に1よりも（　　　　）く0よりも（　　　　）値をとります。⇒52～53，56

31. 食品添加物として許可されている漂白剤には，（　　Y　）漂白剤と（　　Z　）漂白剤とがあります。このうち（　　Y　）漂白剤には台所で食器やまな板などの漂白に使っている塩素系のものがあります。また，（　　Z　）漂白剤としては，亜硫酸（SO_2）およびその塩類があります。⇒59

32. この亜硫酸（SO_2）が食品中に含まれているか，含まれていないかは，（　　ア　）デンプン紙を用いて調べることができます。（　　ア　）デンプン紙は，ろ紙に（　　ア　）とデンプンを含ませたものです。このろ紙がSO_2と接触すると，（　　ア　）がSO_2によって還元されて（　　イ　）が遊離し，この（　　イ　）とろ紙に含まれていたデンプンが反応して，ろ紙を青く変色させます。この反応を（　　　　）といいます。⇒59～60

33. SO_2は，漂白剤として用いられるだけでなく，（　　　　）や（　　　　）としても用いられることがあります。⇒59

34. 食品の漂白に使用されている（　　　　）である亜硫酸塩の定量は，試料をリン酸酸性下で（　　　　）により試料液を調製します。この時，食品中の亜硫酸塩は（　　　　）として流出するので，これを過酸化水素液に捕集し，アルカリ溶液で滴定します。⇒61

35. 魚介類や肉類などが腐敗する際に，（　　　　）や（　　　　）類などの揮発性塩基窒素化合物（VBN）が生成します。このVBNの測定は，魚介類の（　　　　）によく用いられる検査法です。

    一般的に，（　　　　）とVBN値との関係は，次のように段階がもうけられています。しかし，この段階は，サメ，エイなどの板鰓類には適用できません。

きわめて新鮮な魚肉：5～10 Nmg %

普通の新鮮な魚肉：15～20 Nmg %

初期腐敗の魚肉：30～40 Nmg %

腐敗した魚肉：50 Nmg %以上　　⇒ 84

36. 揮発性塩基窒素（VBN）の量を調べる方法は，魚肉中の VBN を（　　エ　）拡散器の中で気体にして，その気体を（　　ウ　）に吸収させ，この（　　ウ　）を 0.01 mol/l の硫酸で滴定して，（　　ウ　）に吸収された VBN 量を測定する方法です。⇒ 85

37. マグロの刺身 10 g をよくすりつぶし，よくかき混ぜた後，水や試薬を加えて全体を 100 ml にして試料溶液とします。この液 1 ml について，（　　エ　）拡散器を用いた方法で VBN 量を調べた結果，滴定値が，0.05 ml だったとすると，このマグロの刺身 100 g 中の VBN 量は（　　　　）となります。したがって，このマグロの VBN 濃度は（　　　　）と計算できます。

なお，0.01 mol/l の硫酸 1 ml は VBN 0.28 mg に相当します。⇒ 85

38. （　　　　　　）は，マグロ，サバ，イワシ，カツオ，アジなどの，赤身魚類を食べたときに引き起こされることがある食中毒です。この食中毒は，（　　オ　）が高い濃度で含まれていた食品を食べた場合，普通 30 分から 60 分位で，熱感，頭痛，全身の紅潮，じん麻疹様の湿疹などが現れます。この食中毒は，赤身の魚の筋肉中に多量に含まれている遊離の（　　カ　）が関係しています。この（　　カ　）は必須アミノ酸の 1 つであり，魚に付着していた細菌類が出す（　　　　）の作用によって，（　　カ　）から（　　オ　）が作られます。この生成した（　　オ　）が，アレルギー様食中毒の原因物質です。⇒ 93～94

39. 哺乳動物の筋肉には，（　　　　）という色素タンパクが多量に含まれています。この色素は不安定で，加熱したり，長時間空気に接触させることにより茶色に変色して，肉の新鮮な色が失われます。これを防ぐために，ハムやソーセージには（　　キ　）が添加されています。（　　キ　）を多量に摂取すると，健康障害を起こす恐れがあるので，『食肉製品 1 kg 当たり（　　　　）（NO_2）として 0.07 g を超えて残存してはならない』と規定されています。⇒ 63～64

40. ハムやソーセージ中に含まれている NO_2 量を測定する場合は，次のような順序で検査します。

① 試料ハム 2.5 g を乳鉢にとり，乳鉢でよくすりつぶして水とよく混ぜ合わせて 100 ml の試験管に洗い込みます。

② 温水や NaOH 溶液と酢酸亜鉛溶液を加えて，よくかき混ぜながら加熱します。

③ これを冷却してから，水を加えて 100 ml とします。

④ この 100 ml をよくかき混ぜてからろ過し，このろ液を試料液とします。

⑤ 試料液 100 ml のうちの 5 ml を試験管にとります。

⑥ この 5 ml に，発色試薬や水を加えて正確に 10 ml とします。この液を転倒混和すると赤紫色に変化します。

⑦ この赤紫色に変化したものを 10 分間放置した後，分光光度計で 540 nm における吸光度を測定します。

⑧ この吸光度と検量線を用いて，試験管 1 本の中に含まれている NO_2 量を測ります。

⑨ ここで，試験管 1 本中に含まれている NO_2 の量が検量線から 2 μg であったとすると，試料ハム 2.5 g 中の NO_2 量は（　　　　）であり，ハム 1 kg 中の NO_2 量は（　　　　）となります。⇒ 66～67

41. ハム，ソーセージなどに添加されている発色剤，亜硝酸塩を定量するときに，試料溶液をアルカリ性にして酢酸亜鉛溶液を加えると，試料溶液は白濁します。これは生成した（　　　　　）がコロイド性の沈殿を形成したことによるもので，この沈殿は溶液中の微粒子を吸着し除去する（　　　　　）作用をもつので，これをろ過すると清澄なろ液が得られます。⇒66

42. 食品添加物として食品に使用される保存料は，微生物の（　　　　　）を抑制し，食品の腐敗を防止する目的で使用されています。この目的で使用される保存料には，（　　　　），（　　　　），（　　　　），（　　　　）および（　　　　）などがあります。⇒67

43. 保存料の定性に用いる薄層には，（　　　　　）が入ったポリアミドの薄層板を使用します。⇒69

44. 水蒸気蒸留は分離精製法の1つで，水中にある物質が高温処理で（　　　　）したり，（　　　　）が高くて蒸留しにくいものの場合に用いられます。⇒70

45. 保存料ソルビン酸は，重クロム酸カリウムと混合して加熱すると（　　　　　　　）を生成し，この（　　　　　　　）はチオバルビツール酸試薬と反応して532 nmに極大吸収を持つ（　　　　　　）を作り出します。⇒73

46. 魚介類などタンパク質を主成分とする食品の鮮度を化学的に数値化する方法には，揮発性塩基窒素化合物（VBN）量の測定やK値を測定する方法などがあります。

K値は，筋肉中のATP（アデノシン三リン酸）関連物質が酵素により分解して生成した（　　　　　）や（　　　　　）量を，ATPおよびその分解物全量に対してどの程度かを，比率で表す方法です。また，K値測定は，死後の自己消化の過程を知る方法であり，VBN量の測定では知ることのできない真の新鮮度を測定する方法といえます。

魚類が死ぬとしばらくして（　　　　　）が始まり，次いで軟化，すなわち（　　　　　）へと進みます。これらの過程で，ATP → ADP → AMP → イノシン酸(IMP) → イノシン(HxR) → ヒポキサンチン(Hx)の経路で分解していきます。ATP, ADP, AMPおよびIMPには，（　　　　　）が結合していますが，HxRとHxには結合していません。K値は，筋肉中のHxRとHxとの合計量が，ATP関連物質全体の量の何%であるかを示したものですから，この値が（　　　　）ほど鮮度が良いことになります。即殺魚のK値は10 %以下を示し，刺身用のもので20 %程度，市販の魚では平均35 %前後です。⇒88～89

47. 微量のデンプンまたはヨウ素の検出に広く用いられているのは，（　　　　　　　）反応です。⇒106

48. 油脂の変質は，主として空気中の（　　　　）により酸化分解されて劣化していくことが多く，この酸化分解反応は普通，（　　　　）や（　　　　）によって促進されます。⇒96

49. 食品中に存在する水分には，タンパク質やデンプンなどと結合している（　　　　　）と食品中を自由に移動できる（　　　ク　）とがあります。食塩・砂糖などを食品に添加すると，これらの溶解には（　　　ク　）が使われますので，微生物が利用できる水分（　　　　ク　）が減少し微生物の発育や増殖は抑制されます。⇒102

50. タンパク質，ペプチド，アミノ酸の水溶液を（　　　　ケ　）とともに煮沸すると赤紫色になる反応を（　　　ケ　）反応といいます。この試薬は，アミノ酸やタンパク質と鋭敏に反応するので，食器に残留するタンパク質の検査に応用されています。⇒107

51. 一般にプラスチックスには，フェノール樹脂やユリア樹脂，メラミン樹脂のような熱硬化樹脂と，塩化ビニルやポリエチレンなどの熱可塑性樹脂とがあります。このうち，細胞傷害を招く（　　　　　）が溶出して，これによる健康被害が問題になっているのは，熱硬化樹脂です。⇒111～112

52. ホルムアルデヒドを水に溶かしたものを（　　　　）といい，（　　　　）は防腐の目的で動物標本の保存液や接着剤に含まれています。ですから，家具や床材合板の接着剤にも含まれていて，これらから揮散する（　　　）も社会問題にもなっています。⇒ 111

53. ホルムアルデヒドは，弱酸性下（pH 5.5～7.0）でアセチルアセトンおよびアンモニウムイオンと共存すると，3,5-ジアセチル-1,4-ジヒドロルチジンを生成します。生成したこの物質の色は（　　）色ですので，この性質を利用してホルムアルデヒドを検出することができます。⇒ 112

54. 水道水の水質については，水道法の中で飲用水としての基準（含有成分基準）が規定されています。この基準に適合するかどうか，すなわち，飲用に適するか否かを判定するための検査で，主として水源に由来した汚物・汚染の有無をみるもので，化学物質と微生物とに関するものです。

　　こうした場合に必ず行わなければならない水質検査は，（　　），（　　）（　　），（　　　），（　　），（　　　），（　　），（　　）です。⇒ 114

55. アンモニア性窒素の検出法：検水約 5 ml を試験管に採り，これに（　　　　）を加えます。このとき，検液が白濁すればアンモニア性窒素が存在したことになります。⇒ 115

56. 亜硝酸性窒素の検出法：この方法は，酸性水溶液中の亜硝酸性窒素が，GR 試薬すなわち，（　　　　）およびスルファニル酸と反応して，桃〜紅色を示す反応を利用したものです。⇒ 115

57. 飲料水の消毒のために添加した塩素の残留量については，水道法施行規則に「給水栓における水が遊離残留塩素を（　　　）（結合残留塩素の場合は 0.4 mg/l）以上保持するように塩素消毒することと規定されていて，遊離残留塩素と結合残留塩素とを区別しています。

　　そこで，遊離残留塩素および結合残留塩素をそれぞれ分けて定量することができる（　　　　）（DPD）法を用いて検査します。⇒ 116

58. 夏期の蒸し暑さの度合いを表すものとしてよく使われるものに不快指数があります。

　　日本人では，不快指数 70 で約 10 %，70〜75 で約 50 %，80 以上で 100 % の人が不快と感じるとされています。しかし，この指数には（　　）の影響は加味されていません。⇒ 128

索　引

あ　行

アウグスト乾湿計　127
アシッドレッド　54
亜硝酸根　64
アスパルテーム　78
アスマン通風湿度計　127
アセチルアセトン　114
アマランス　54
アラルレッド　54
アレルギー様食中毒　93
一般生菌数　24
イマージョンオイル　17
インジゴカルミン　54
栄養型細菌　36
液体培地　32
エリスロシン　54
円形ろ紙クロマトグラフィー　91
エンテロトキシン　39
黄色ブドウ球菌　38
汚染指標細菌　24

か　行

過塩素酸　89
火炎滅菌法　20
過酸化水素　76
過酸化物価　96
ガス滅菌法　22
カタ常数　129
芽　胞　14, 37
乾カタ温度計　128
間歇滅菌法　21
還元型漂白剤　59
緩衝液　4
乾熱滅菌法　21
希釈水　27
既存添加物名簿　50
気　動　126
揮発性塩基窒素　84

吸光度　51
空中落下細菌　130
グラム陰性菌　14
グラム染色　14
グラム陽性菌　14
クリスタルバイオレット　15
クリスチャン・グラム　14
クルクミン　107
毛糸染色法　58
原核生物　8
検量線　66, 75
高圧蒸気滅菌法　21
コレラ菌　41
コロニー　17, 27
コンウエイ拡散器　85, 103
混釈培養法　27
コンラージ棒　43, 47

さ　行

最確数　33
細胞質　13
細胞壁　12
細胞膜　13
サッカリン　80
サルモネラ　44
酸　価　97
酸化型漂白剤　59
酸性色素　54
サンセットイエロー　54
残留塩素　115
紫外線照射灯　55, 109
紫外線滅菌法　22
湿　度　123
指定添加物　50
脂肪酸系洗剤　108
煮沸消毒法　22
重　層　27
シリカゲル　68, 79, 81

真核生物　8
真　菌　8
水蒸気蒸留　69
水素イオン指数　3
衰退期　18
水平ミクロビューレット　85
赤痢菌　44
線　毛　13
ソルビン酸　67, 72, 73

た　行

対数増殖期　18
大腸菌　24
大腸菌群　24, 31
タートラジン　54
ダーラム発酵管　31
タール色素　54
チオバルビツール酸　73
腸炎ビブリオ　41
定常期　18
デソキシコレート寒天培地　31
展開槽　70
特定酵素基質培地　121

な　行

ナ　ノ　8
二酸化硫黄　59
ニューコクシン　54
ニンヒドリン　109
ネスラー試薬　117
熱可塑性樹脂　113
熱硬化性樹脂　113

は　行

薄層クロマトグラフィー　70
ビクトリアブルー　17
非脂肪酸系洗剤　110
ヒスタミン　93

索　引

ヒスチジン　93
標準寒天培地　24, 27, 120
表皮ブドウ球菌　38
ファーストグリーン　54
不快指数　130
プラスチック　113
ブランズウィック試薬　85
ブリリアントブルー　54
フロキシン　54
ブロムチモールブルー　42
ペーパークロマトグラフィー　56
鞭毛　13
放射線滅菌法　22
ホルムアルデヒド　22

ま 行

マイクロ　9
メチルイエロー　109
メチレンブルー　111

滅菌法　20
モル濃度　2, 20

や 行

薬液消毒法　22
誘導期　18
油脂　96
油浸法　17
ヨウ素酸カリウムデンプン紙　60
ヨウ素溶液　108

ら 行

卵黄加マンニット食塩寒天培地　40
硫酸チタン　77
ろ過滅菌法　21
ローズベンガル　54

ADI　50
ATP　88
BGLB　31
Bacillus　36
Clostridium　36
DHL 寒天培地　44
DPD 試薬　116
EC 培地　25
Escherichia coli　24
GR 亜硫酸試薬　117
F Ⅲ 試薬　92
Hucker　15
IMViC　25
K 値　88
MPN 法　33
R_f 値　57
SARS ウイルス　8
SS 寒天培地　45
TCBS 寒天培地　42
VBN　84

著者略歴

加　納　碩　雄
（かのうせきお）
　　日本大学農獣医学部水産学科卒業
　元　東京都衛生局
　元　東京文化短期大学教授
　元　武蔵野栄養専門学校非常勤講師
　　　農学博士（東京大学）

加　納　堯　子
（かのうたかこ）
　　東京薬科大学卒業
　元　東京都立衛生研究所　環境衛生研究科長
　前　順天堂大学医学部非常勤講師
　　　医学博士（順天堂大学）

新版　明解食品衛生学実験（訂正版）
（しんぱん　めいかいしょくひんえいせいがくじっけん　ていせいばん）

1989 年 4 月 20 日　初版第 1 刷発行
2006 年 3 月 20 日　新版第 1 刷発行
2007 年 10 月 10 日　新版訂正版第 1 刷発行
2023 年 3 月 10 日　新版訂正版第 9 刷発行

Ⓒ　著者　加　納　碩　雄
　　　　　加　納　堯　子
　発行者　秀　島　　　功
　印刷者　渡　辺　善　広

発行所　三共出版株式会社　東京都千代田区神田神保町3の2
振替 00110-9-1065
郵便番号 101-0051　電話 03(3264)5711　FAX 03(3265)5149
https://www.sankyoshuppan.co.jp/

一般社団法人 日本書籍出版協会・一般社団法人 自然科学書協会・工学書協会　会員

Printed in Japan　　　　　　　　　　　　　印刷・製本　壮光舎

書名中「明解」は(株)三省堂の登録商標で，許可を得て使用しています。

JCOPY 〈(一社)出版者著作権管理機構 委託出版物〉
本書の無断複写は著作権法上での例外を除き禁じられています．複写される場合は，そのつど事前に，(一社)出版者著作権管理機構（電話 03-5244-5088，FAX 03-5244-5089，e-mail:info@jcopy.or.jp）の許諾を得て下さい．

ISBN978-4-7827-0553-7